DE REPENTE, MIELITE

Carla Massa

DE REPENTE, MIELITE

UMA NOVA VIDA

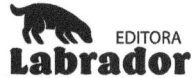

EDITORA
Labrador

Copyright © 2020 de Carla Massa
Todos os direitos desta edição reservados à Editora Labrador.

Coordenação editorial
Pamela Oliveira

Revisão
Fausto Barreira

Assistência editorial
Gabriela Castro

Imagem de capa
Juliana Galassi Kogachi

Projeto gráfico, diagramação e capa
Felipe Rosa

Imagens de miolo
Acervo pessoal da autora

Preparação de texto
Laila Guilherme

Dados Internacionais de Catalogação na Publicação (CIP)
Angélica Ilacqua – CRB-8/7057

Massa, Carla
    De repente, mielite: uma nova vida / Carla Massa. – São Paulo : Labrador, 2020.
    104 p.

ISBN: 978-65-5044-070-1

1. Massa, Carla, 1983 – Biografia 2. Mielite – Pacientes – Narrativas pessoais
I. Título

20-1175   CDD 926.1683

Índices para catálogo sistemático:
1. Mielite – Pacientes – Narrativas pessoais

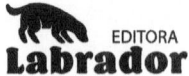

Editora Labrador
Diretor editorial: Daniel Pinsky
Rua Dr. José Elias, 520 – Alto da Lapa
05083-030 – São Paulo – SP
+55 (11) 3641-7446
contato@editoralabrador.com.br
www.editoralabrador.com.br
facebook.com/editoralabrador
instagram.com/editoralabrador

A reprodução de qualquer parte desta obra é ilegal e configura uma apropriação indevida dos direitos intelectuais e patrimoniais da autora.

A editora não é responsável pelo conteúdo deste livro.
A autora conhece os fatos narrados, pelos quais é responsável, assim como se responsabiliza pelos juízos emitidos.

SUMÁRIO

Agradecimentos 7
Introdução 9
Capítulo 1 — O alicerce 11
Capítulo 2 — "Se meu Fusca falasse" 16
Capítulo 3 — Muito prazer, Mielite! 22
    O tratamento 27
    A quimioterapia 32
Capítulo 4 — A força da natureza 38
    Pilates 38
    Alimentação 41
    Homeopatia 43
    Centro espírita 45
    Martelo 46
    Yoga 48
    Ayurveda 49
    Kati Basti 55
    Shirodhara 56
    Swedana 57
Capítulo 5 — Mente sã, corpo são 59
    Natação 60
Capítulo 6 — Uma história de amor, na saúde e na doença ... 62
    Terapia de casal, sempre! 65

Capítulo 7 — O INSS: um capítulo à parte 68
   Trabalho 68
Capítulo 8 — Desistir jamais! 75
"Nós" 84
Verena, uma amiga que também tem mielite, conta sua história 90
Depoimentos 94
   1. Terapeuta Marcia 94
   2. Fisioterapeuta Agnes 95
Laudos 97

AGRADECIMENTOS

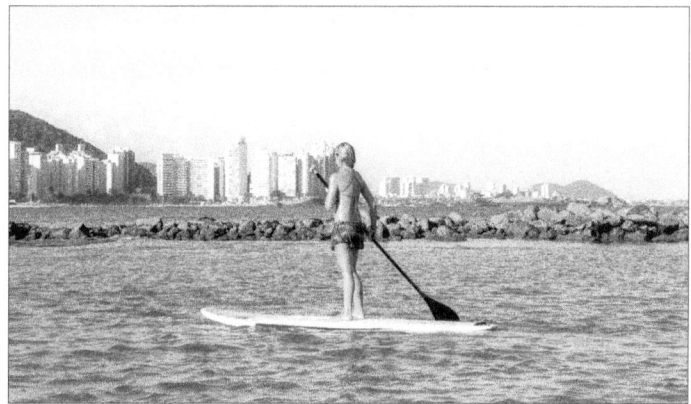

Dedico este livro às pessoas que algum dia acharam que não viveriam mais e descobriram forças que não sabiam que tinham, pois só percebemos que somos fortes quando a única alternativa é ser forte.

Agradeço primeiramente a Deus, aos meus pais e à grande médica dra. Samira Apóstolos, que sempre acreditou na minha recuperação e nunca desistiu de mim. À minha amiga e fisioterapeuta Agnes Bronzatti, que cuida de mim desde o começo. Ao meu gastro, dr. Renato Arioni Lupinacci; à minha psicóloga, dra. Claudia Cristina Huertas, que sempre ouve todas as minhas dificuldades e me orienta com o maior carinho; à minha terapeuta, Márcia Blekaitis Ribeiro, que está mudando meu estilo de vida através da medicina Ayurveda; e à minha amiga e fotógrafa Juliana Galassi Kogachi pela linda foto de capa.

Não posso deixar de agradecer também à minha família, pois sem ela eu jamais conseguiria, e a alguns amigos, poucos, pois, quando você tem que se afastar por questões de saúde, são poucos os que realmente entendem e continuam com a amizade, mesmo a distância.

INTRODUÇÃO

Este não é mais um daqueles livros de autoajuda. Sei que vou acabar ajudando muita gente, mas a intenção não era exclusivamente essa. Aqui, relato a descoberta de uma doença e todo o processo de investigação de algo que era novidade para mim. A MIELITE não tem explicação, e nada se sabe sobre sua causa. Só se sabe que não tem cura.

Pode ser estresse, que é a doença do momento. Mas como seria se todas as pessoas com estresse desenvolvessem a mielite?

Pode ser má alimentação, mas também existem tantas pessoas que se alimentam mal e não desenvolvem mielite...

Pode ser uma doença genética, mas em minha família nunca houve um histórico desses.

Pode ser emocional — falta de grana, fim de casamento, a perda de alguém querido —, mas não sabemos o que de fato acaba desencadeando a doença.

Simplesmente aconteceu comigo. Fui premiada! E, como diz meu filho, aconteceu porque sim, mamãe: tinha que acontecer.

Há coisas que apenas Deus sabe e, infelizmente, não é possível prever e planejar a vida. Não temos controle sobre nada e, de repente, tudo pode mudar, de um dia para o outro, quando você menos esperar.

CAPÍTULO 1

O ALICERCE

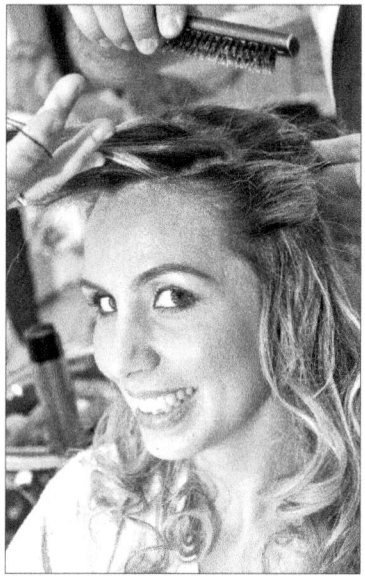

Um ano antes da mielite, sendo arrumada para meu casamento, 2009.

Em minha família, somos três filhas (sim, todas mulheres!), além da minha mãe, Anita, e do meu pai, Luis Carlos. Nasci em 1983. Sou o "recheio" do sanduíche: a Sabrina é minha irmã mais velha (temos um ano e oito meses de diferença) e a Angelique é a caçula, nascida em 1986.

Sempre moramos no bairro do Ipiranga, em São Paulo. Posso dizer que tivemos uma ótima infância. Meus pais eram bem-

-sucedidos financeiramente, então estudávamos em colégio particular, morávamos em um apartamento de luxo, íamos muito à nossa casa da praia. Puxa, como aproveitamos!

Houve uma época em que meus pais montaram um bar no centrinho de Mongaguá que se chamava Molha-Bico Bar. Era um sucesso! Trabalhávamos toda temporada, chegamos a morar lá uns seis meses. Eu era uma perfeita caiçara, andava descalça (isso amo até hoje), tinha até uma pranchinha de surf. Sabrina e eu fazíamos colares com conchas para vender na praia, e era muito bom! Fomos desde cedo aprendendo a nos virar. Tínhamos também um trailer de camping, e íamos para Itu, no interior de São Paulo. São muito boas as lembranças que tenho de nossa infância. Sempre todos juntos! Meu pai no churrasco, minha mãe no controle da casa e cuidando de nós.

Quando eu tinha uns 15 anos, meu pai passou por problemas financeiros, e eu e a Angé tivemos que deixar o colégio particular e ir para uma escola estadual. Como a Sabrina estava no último ano, acabou não sendo transferida.

Por vir de uma escola particular, não fui bem recebida pela turma de meninas da escola pública. Eu era mais amiga dos meninos.

Havia uma menina grande que era a "chefe" da turma: o que ela falava, as outras faziam! Soube que ela dizia que ia "pegar a patricinha" (no caso, eu), e eu morria de medo. Elas batiam mesmo umas nas outras; havia uma regra e, na hora da saída da escola, sempre tinha alguma confusão. Justamente por isso, eu nunca ia embora pelo portão principal: pulava o muro e saía por trás.

Aliás, preciso falar do meu avô paterno: Paulino Massa foi sem dúvida o melhor avô do mundo! Palmeirense roxo, morava próximo da escola e sabia que eu pulava o muro. Me esperava na esquina todos os dias! Ele era demais... Infelizmente, faleceu em 2015, aos 93 anos.

Minha avó, também por parte de pai, dona Lourdes (carinhosamente chamada de Noninha), e meu avô sempre foram muito presentes em minha vida; ela faleceu um ano depois dele. Sinto muita saudade deles... Ela, com a melhor macarronada do mundo aos domingos, e ele, com sua alegria e suas brincadeiras habituais. Havia a presença também do meu tio Nicola (conhecido como Nino), o irmão mais velho do meu pai. Ele sempre morou junto dos meus avós até o fim da vida deles. Minha avó perdeu o filho do meio, Paulo Massa, em um acidente de carro quando ele tinha 25 anos, e eles sofreram muito nessa época... foi um choque para a família. Eu gostaria muito de tê-lo conhecido, mas apenas ouvi falar que ele era inteligente, trabalhador e amável.

A vida inteira, moramos muito próximos, então nosso convívio era intenso. Eles, sempre muito humildes, também moravam no Ipiranga, em uma casa térrea em uma vila. Era um imóvel de um quarto, sala e cozinha. Eles nunca tiveram muito dinheiro. Meu avô sempre dizia que ter dinheiro era um problema, e acho que ele tinha razão! As coisas mais simples são as mais bonitas.

Voltando à escola pública, concluí que não podia ficar com medo das meninas da escola para sempre. Como meus pais não podiam mais arcar com as despesas da escola particular, saí em busca de algum trabalho.

Havia um shopping mais próximo de casa, e eu ficava atenta às placas das lojas que precisavam de vendedoras. Certo dia, conversei com a gerente de uma dessas lojas, mas era preciso ter pelo menos 18 anos para ser contratada, e eu estava prestes a fazer 16!

Resolvi entrar em uma das lojas de que eu mais gostava na época. Vendia roupas jovens com estilo praiano, e eu, que sempre amei a praia, pensei ser o lugar ideal para trabalhar. Mesmo sem placa de vagas na porta, entrei e, na maior cara de pau, fui falar com a gerente.

Ela perguntou minha idade e ficou curiosa sobre por que uma menina tão nova precisaria de um emprego. Com toda a humildade e sinceridade, contei que precisava pagar uma escola para estudar, uma onde não sofresse *bullying*.

Com um sorriso que eu jamais esquecerei, ouvi:

— Você pode começar amanhã?

Como se pode imaginar, respondi em alto e bom som que *SIIIIIM*! Nós nos abraçamos, e ela me explicou que normalmente contratavam adolescentes a partir dos 16 anos, mas que ia me dar essa chance, pois dentro do período de três meses de experiência eu completaria a idade necessária para ser efetivada.

A felicidade do primeiro emprego a gente nunca esquece! E acho que nossos pais também não. Com a dificuldade financeira, minha mãe também buscou emprego para ajudar em casa e foi contratada como gerente de uma loja esotérica (a cara dela). Como sempre gostou de pedras, e eu também, ela fazia *feng shui*.

Eu trabalhava no shopping das 10 às 16 horas e ia para a nova escola à noite. Era uma escola particular técnica, mas com um preço acessível, o qual eu conseguia pagar. Era bem corrido para mim, mas amava essa época.

Foi uma ótima fase em minha vida. Tinha um emprego, frequentava uma escola nova e tive meu primeiro amor, o Flávio! Nós nos conhecemos na loja, onde ele também trabalhava. Nosso namoro durou três anos e meio. Sofri muito com o término, mas éramos jovens e acabei me recuperando logo.

Como eu trabalhava e estudava, muitas vezes ficava cansada e não tinha vontade de sair, mas minhas amigas me raptavam... É como eu brincava com elas, pois diziam que me dariam carona para casa e, quando eu via, já estávamos a caminho do samba ou forró... Bons tempos.

Tive poucos namorados em toda a minha vida, mas adorava dançar e era apaixonada por forró! Ia sempre com um grupo de amigos. Éramos bastante unidos e estávamos sempre juntos nas baladas, festas, viagens... A turminha do Ipiranga era mesmo inseparável. Nossos amigos tocavam em uma banda chamada Barbecue, a qual eu sempre acompanhava em bares e shows, e sabia de cor todas as letras das músicas. Era fã de carterinha. Gradualmente, um dos amigos foi se tornando mais próximo, e o sentimento por ele aos poucos foi se transformando...

Como em qualquer turma, sempre existe um "cupido", não é? No meu caso, foi a Juliana Furtado, minha melhor amiga. Em uma das nossas saídas, ela me aproximou do Rodrigo, mais conhecido como Coelho. Demos nosso primeiro beijo, começamos a namorar e, mais para a frente, nos casamos!

CAPÍTULO 2

"SE MEU FUSCA FALASSE"

Eu não sabia qual carreira seguir nos meus estudos, mas queria trabalhar em algum banco, pois minha irmã Sabrina já trabalhava em um, e eu tinha orgulho dela. Assim, procurei escolher entre economia, administração e marketing — acabei optando por esta última. Prestei bastante atenção nos conselhos do meu pai, que me dizia que esse era o curso do momento.

Meu segundo emprego foi em uma loja de carros. Eu queria comprar um Fusca, e meu pai conhecia o dono de uma loja desde que eram crianças. Havia lá um lindo fusca à venda, e levei meu currículo.

Fui contratada e comentei que desejava muito "aquele" Fusca. Recebi então uma proposta para trabalhar na loja até chegar ao valor do carro, que era de 3 mil reais. Foram seis meses (período em que foram descontados de meu salário aproximadamente quinhentos reais por mês) e, quando consegui quitar o valor, pedi demissão.

Mais uma felicidade na vida! Comprei meu primeiro carro — ainda por cima, "o" Fusca, que foi também o primeiro automóvel da minha mãe, outra apaixonada por esse modelo!

Meu Fusca era creme com rodas brancas e tinha uma película protetora muito escura nos vidros. Ninguém acreditava que era meu, da loirinha patricinha, mas era. Uma vez, estava levando uma amiga para casa quando fomos paradas por dois policiais. Assim que descemos do carro, eles se assustaram e a primeira coisa que disseram foi: "Mocinha, esse carro é seu? Tem documento?". Eu repondi: "Sim, senhor". Espantados, disseram para tomarmos cuidado e irmos para casa, porque já era tarde. Agradeci e fomos embora rindo muito...

Eu cursava a faculdade no período noturno, no bairro da Mooca, próximo ao Ipiranga, e, um dia, voltando da aula, bati meu carro. Foi um acidente feio. Eu dirigia pela avenida Paes de Barros à noite e estava sozinha. Um Palio Weekend simplesmente atravessou a avenida no farol vermelho. Infelizmente, o Fusca não era como os carros de hoje em dia. Os freios precisavam ser bombeados para funcionar, e percebi que ele não ia parar a tempo.

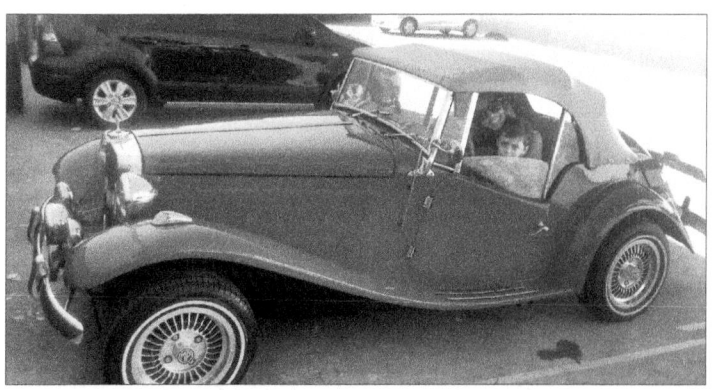

O MP que meu pai comprou em 1984 e ainda está na família.

Aprendi a dirigir no MP Lafer, um carro antigo que está na família há mais de 30 anos. Quem o conhece sabe que não é um carro fácil de dirigir: lembra muito o Fusca — o som de seu motor, seu cheiro, a direção dura, os freios para bombear. Meu pai me ensinou a dirigir nele, e sou a única das filhas capaz de fazê-lo, dado o grau de dificuldade. Mas, mesmo eu tendo prática em carros antigos, não consegui evitar a batida do Fusca, que infelizmente acabou ocorrendo. Não havia cinto de segurança, então bati com tudo, voei contra o vidro e apaguei.

Acordei já na ambulância, a caminho do hospital. Em minha bolsa, estava o dinheiro da mensalidade da faculdade, e a toda hora eu falava dele para a enfermeira da ambulância. Estava preocupada, mas ela pedia que eu ficasse calma, porque estava com ela. Esse dinheiro era fruto de muito trabalho. Paguei toda a faculdade com meu salário, pois àquela altura eu já era bancária, atuava como caixa em uma agência do Unibanco.

Graças a Deus, sofri apenas um corte no rosto, próximo aos olhos, que por sorte não foram atingidos. Apesar das dores no corpo e de oito pontos no ferimento, em pouco tempo eu estava recuperada.

O carro ficou muito avariado e teve a documentação apreendida. Acabou sendo vendido por 800 reais a um rapaz que viu o anúncio publicado no jornal. Foi muito triste vender meu Fusca, mas minha mãe dizia que não queria mais me ver dirigindo aquele carro, e eu a respeitei.

Estava tudo indo bem, até que meu mundo desabou...

Era o ano de 2004, e minha mãe sofreu uma parada respiratória enquanto dormia. Ela não acordava, parecia não estar respirando. Meu pai, ao seu lado, fazia respiração boca a boca e pedia por ajuda. Eu e minhas irmãs acordamos assustadas e corremos para o telefone, chamando o socorro. Os bombeiros chegaram e a levaram de ambulância com meu pai, direto para o pronto-socorro, enquanto nós três permanecemos em casa à espera de notícias.

Ela precisou ser internada. Estava com um tumor no cérebro e precisava ser operada às pressas no Hospital São Paulo. Foi um momento muito difícil para todos nós.

Minha mãe ficou mais de um mês no hospital, e depois desse período ainda veio todo o tratamento difícil: sessões de quimioterapia, radioterapia, fisioterapia, remédios... mas aos poucos ela foi se recuperando.

Um pouco antes de tudo isso acontecer, meus pais vinham brigando demais, algo fora do normal. E eu, que sempre vi meu pai como exemplo, que sempre fui a mais ligada a ele, que sempre o tinha ao meu lado, ficava muito triste ao presenciar aquelas discussões. Eles acabaram se separando depois de vinte anos de casados.

Não foi uma separação tão simples (não que eu ache que alguma seja). Logo no começo, me veio uma sensação de culpa por não conseguir ajudá-los, e, por mais que minha mãe dissesse que não devíamos nos preocupar, mesmo assim me culpei por muito tempo. Ela afirmava que os culpados eram eles, não nós, porém demorei a entender. Mais tarde aprendi que um relacionamento acaba por vários motivos que vão se acumulando dia após dia, até chegar ao fim. Como dizem os mais velhos, "o casamento acabou porque a torneira estava aberta", mas, na verdade, foi apenas a gota d'água que faltava para transbordar.

Voltando à doença da minha mãe, mesmo com tantas brigas, meu pai deu a ela toda a força necessária para enfrentar aquele momento... e a nós também. Lembro que a cirurgia dela demorou muito. Aquela cena não me sai da memória: minha mãe em uma maca de hospital, sendo empurrada pelo médico e o enfermeiro, e meu pai dizendo ao médico que ela era muito importante para nós e que agora estava nas mãos dele. Minhas irmãs e eu chorávamos bastante e dizíamos que a amávamos muito, nos despedindo enquanto a porta ia se fechando.

A operação durou oito horas, e foram as horas mais demoradas e angustiantes da minha vida. Junto à imagem de Nossa Senhora Aparecida, que ficava na capela do andar de cima, todos nós rezamos por minha mãe. Todos nós nos unimos em uma corrente de fé.

Parecia interminável, mas finalmente a cirurgia acabou e o médico nos disse que, mesmo tendo sido uma cirurgia difícil, havia dado tudo certo e ela ficaria bem. Contudo, como ir embora para casa sem ela? Queríamos ficar lá, e não podíamos, então fomos para casa e voltamos no dia seguinte, no horário permitido para as visitas. Ela estava na UTI e parecia dormir, nós só podíamos vê-la através do vidro. Quando estávamos indo embora, porém, ela fez um simples aceno com a mão e nos deixou muito felizes! Saímos de lá com um sorriso no rosto, rindo o tempo todo. Era muita felicidade, só esperando chegar o dia seguinte.

Tendo o tempo como melhor remédio para sua recuperação, foi assim que meu pai saiu de casa. Hoje minha mãe está estável. Ficou com uma sequela para andar, usa sempre uma bengala ao caminhar na rua, mas mora sozinha com uma cachorrinha brava chamada Laila, que ela ama! Faz suas pinturas (ela é uma artista) e até já viajou sozinha para a Espanha, terra natal da nossa família (meus avós e meus tios maternos nasceram em Granada e temos parentes espalhados por toda a Espanha).

A vida prosseguiu, comecei a namorar novamente e estava muito apaixonada. Aprendi que na vida é assim, não temos controle sobre as coisas. Podemos planejar, mas só quem sabe mesmo o nosso caminho é Deus.

De repente, tudo pode mudar e seguir por um caminho que você nunca planejou percorrer.

Um ponto que eu gostaria de destacar é a importância de uma base familiar para enfrentar as dificuldades da vida. Digo isso porque, quando adoeci, quem estava ao meu lado era a minha base, assim como fizemos ao ficar ao lado de minha mãe. Meus pais e minhas irmãs, cada um me apoiando à sua maneira, mas todos com amor.

Com o amor, enfrentamos tudo nesta vida.

CAPÍTULO 3

MUITO PRAZER, MIELITE!

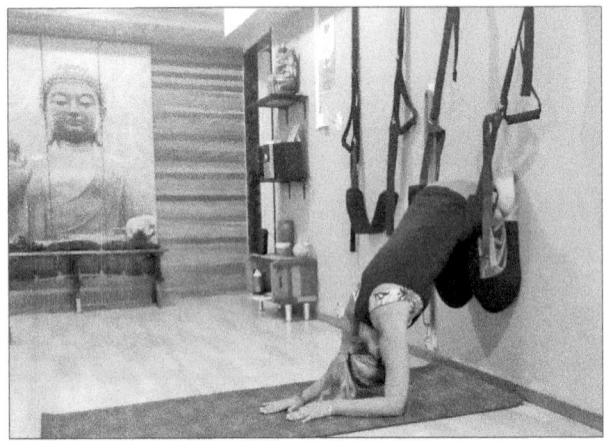

Em busca do diagnóstico correto, quando tudo parecia estar de ponta-cabeça.

Eu tinha 26 anos quando surgiram os primeiros sintomas de retocolite ulcerativa, em 2009.

Em meu trabalho como bancária sempre corri muito atrás de metas e desafios. Fazia várias coisas ao mesmo tempo, ficava longos períodos sem comer e minha alimentação era à base de sanduíches... pensava muito nos clientes e em resolver os problemas. Só quando fechava a agência bancária, após as 16h, eu pensava em mim mesma. Mas os restaurantes não serviam mais o almoço nesse horário, e eu acabava quase sempre comendo um lanche.

Então, de repente, em 2009, tive minha primeira crise, mesmo sem saber. Além de trabalhar como doida, eu ia me casar, então precisava cuidar da festa, do apartamento novo e, claro, do meu trabalho, mas esquecia de cuidar de mim mesma. Eu sempre fui assim, penso em tudo e em todos antes de mim. Geralmente, quando uma mulher vai se casar, a primeira coisa que faz é escolher o vestido de noiva; no meu caso, eu fiz tudo: festa, igreja etc., e deixei por último o vestido, faltando pouco tempo para o casamento, quase sem verba, pois já havia gastado muito. A festa foi linda, perfeita, mas não posso falar o mesmo do meu vestido. Hoje aprendi na dor que eu devo estar em primeiro lugar. "Pense sempre em você primeiro, pois ninguém irá fazê-lo em seu lugar".

Os episódios de diarreia eram recorrentes e, com frequência, eu ficava com medo de comer, pois qualquer coisa me fazia mal. Um dia, no trabalho, não consegui segurar e passei mal na frente de colegas e clientes. Foi horrível... quase morri de tanta vergonha. Tomei banho de balde no banheiro, e a moça da limpeza me ajudou. Claro que todos comentavam, mas não havia nada que eu pudesse fazer.

Foram muitas situações em que me senti a pior das pessoas por causa das diarreias incontroláveis. Uma delas aconteceu na casa de uma cliente: eu e meu gestor tínhamos ido colher uma assinatura em um contrato importante, e percebi que ia passar mal. Corri para um lavabo, mas não segurei. A cliente e uma empregada doméstica foram tão solidárias que eu nem tinha como agradecer pelo banho, pelas roupas e principalmente pelo carinho. Também passei mal dentro de um shopping: em meio ao desespero de chegar ao banheiro, senti aquela mesma sensação de impotência de me sujar inteira em um lugar público. Dessa vez, foi minha cunhada quem me salvou.

Procurei um médico gastroenterologista, pois estava realmente preocupada com o que vinha acontecendo. Entre tantos exames que fiz, foi após uma colonoscopia que recebi o primeiro diagnóstico: retocolite ulcerativa, uma doença autoimune cujas causa e cura ainda são desconhecidas, mas para a qual existia controle à base de medicamentos e dieta alimentar.

Ainda assim aconteceram muitas outras vezes episódios de diarreias descontroladas. Era no carro, no trabalho, em casa...

Em 2010, tive uma pequena melhora. Conseguia sair e me controlar. Mas foi somente em 2011, quando engravidei, que a doença desapareceu. Os episódios de diarreia sumiram, parei de tomar os remédios e minha vida parecia ter voltado ao normal. Minha alimentação era controlada, e meus objetivos eram todos voltados para o bebê. Tive uma gravidez de risco com sangramentos a partir do quinto mês, mas graças a Deus meu bebê nasceu saudável, em 11 de abril de 2011; se fosse um dia antes, ele seria prematuro, mas não foi o caso, e ele nasceu perfeito!

Depois de seis meses surgiram novos sintomas: comecei a ter dificuldades para caminhar, arrastava meu pé esquerdo e, com isso, mancava muito. Retomamos a busca de um diagnóstico fazendo uma série de exames. Consultei-me com vários ortopedistas, mas nenhum deles sabia me dizer o que eu tinha. Até que encontrei um médico de alto padrão que garantiu ser um esporão e explicou ser possível tirá-lo com uma simples operação.

Depois da cirurgia no tornozelo, meus movimentos do pé esquerdo não voltaram mais, parecia que tinha um pé caído –

muita aflição. Mesmo com mais de cem sessões de fisioterapia, eu continuava a mancar, não tinha força e agora sentia um formigamento nas pernas. Os sintomas só aumentavam, e ainda assim eu seguia trabalhando e cuidando do meu filho pequeno. Apesar das dificuldades, não tinha empregada, apenas uma faxineira uma vez por semana para limpeza pesada; o cuidado da minha casa, a comida, as roupas, os *dogs* eram todos meus. Eu era patricinha só na aparência, porque sempre tive que correr atrás das minhas conquistas. Até que o ortopedista que me operou, dr. Marcelo Prado, me disse que estávamos no caminho errado e que eu precisava procurar um neurologista urgentemente.

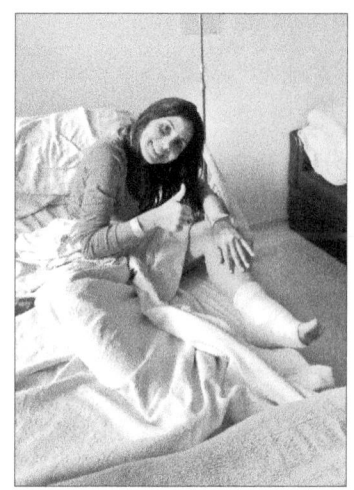

No hospital, após a cirurgia do esporão.

Ou seja, depois de duas anestesias raquidianas (aquelas na coluna), uma para o parto e outra para a cirurgia do tornozelo, descobrimos que já havia inflamação na medula — e, como dizem, acordamos quem estava quieto... hoje, sabendo das consequências que tive, eu jamais teria operado o pé, pois o problema era outro e bem maior.

Recomeçamos a busca pelo diagnóstico correto. Consultei vários médicos, e cada um falava uma coisa. Pediam inúmeros exames, e nada. Um dia combinei com meu pai de ir a um neurologista no bairro do Itaim Bibi, próximo ao meu trabalho. Fomos durante o meu horário de almoço (nem comentava mais no trabalho, só dizia que ia almoçar), pois eu precisava descobrir o que tinha. Saí para essa consulta como se fosse apenas mais uma. Já estava cansada de tantos médicos. Quando o doutor me viu e analisou meus exames, disse que eu tinha uma doença rara chamada mielite e que precisava ser internada imediatamente para fazer uma pulsoterapia de corticoide, pois poderia ficar na cadeira de rodas.

Uau! Assim, do nada, precisava ser internada. Fiquei sem reação. Eu nunca tinha ouvido falar nessa doença. Olhei para meu pai e chorei muito enquanto ele tentava me acalmar, mas percebi que ele também estava assustado com a notícia e com lágrimas nos olhos.

Saímos de lá acabados, mas eu precisava voltar ao trabalho, pois eles não sabiam de nada. E precisava ser forte, afinal tinha um filho me esperando em casa.

Voltei a trabalhar como se nada tivesse acontecido, enquanto meu pai foi atrás do melhor médico para uma segunda opinião. Até agora não sei como consegui seguir com meu dia: as horas não passavam, e eu tentava sorrir para que ninguém notasse o que havia acontecido.

Ao voltar para casa, dirigindo no trânsito terrível de São Paulo, desabei de chorar. Passavam muitas coisas pela minha cabeça: um medo de ficar na cadeira de rodas e de imaginar quem cuidaria do meu pequeno. Era só nele que eu pensava o tempo todo.

Chegando em casa, encontrei todos lá: minhas irmãs, meus pais e meu marido. Todos me esperavam para dizer que estávamos juntos nessa, e que tudo daria certo. Visitamos diversos neurologistas, e iniciei meu tratamento.

O tratamento

Meu primero tratamento foi no Hospital Samaritano, em São Paulo. Consultei-me com um neurologista que me internou para realização da tal pulsoterapia de corticoide.

A pulsoterapia de corticoide é feita na veia por um período curto (a dose pode ser de 1.000 mg/dia, em um intervalo que varia de três a cinco dias). No meu caso, foram cinco dias de internação na primeira vez.

Trata-se de um procedimento comum no tratamento de inúmeras doenças autoimunes. Em geral, é uma conduta médica adotada em momentos de crise ou surtos da doença. Consiste em uma imunossupressão forte, cujo principal objetivo é neutralizar os efeitos da doença, buscando a atenuação da crise e a melhora do paciente. Após algumas aplicações, minhas dores de choque foram diminuindo, mas não foram resolvidas por tempo prolongado.

Permaneci internada para a "pulso" (fui ficando íntima!) em um quarto de luxo — lembro que a cama era maior do que a que costumamos ver em outros hospitais e tinha até uma varanda, parecia um hotel. Minha família ia me visitar sempre e eu nunca estava sozinha, o que foi muito importante.

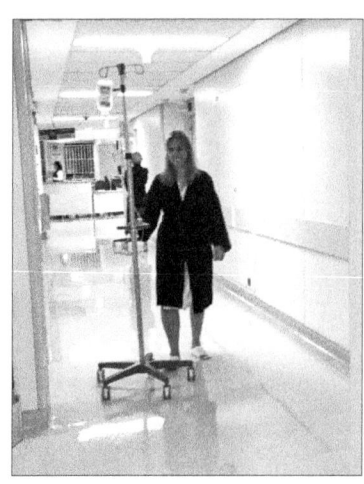

Andando no corredor do hospital para aliviar o formigamento das pernas, sempre carregando o medicamento que pingava em minha veia.

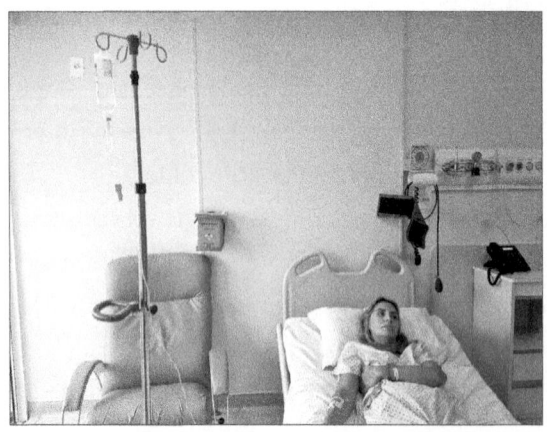

No hospital, fazendo a pulsoterapia.

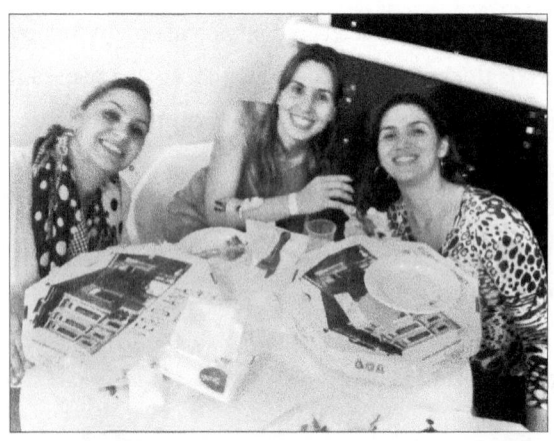

Minhas irmãs, Gé e Sá, e eu comendo pizza no hospital.

Então, consultei outro neurologista, o Dr. Antônio Cezar Ribeiro Galvão, agora no Hospital Nove de Julho, também em São Paulo. Em minha família, esse médico ganhou o apelido de Ligeirinho! Ele era muito rápido: falava e já saía apressado pelo corredor do hospital. Lembro que meu marido, meus pais e minhas irmãs ficavam atrás dele, perguntando as coisas, mas ele não parava! Dava bronca em todos, dizendo que ele sabia o que estava fazendo e pedia confiança. Lá, tomei a pulsoterapia de corticoide e, como a resposta era insuficiente, meu médico optou por um tratamento chamado plasmaférese.

A plasmaférese é usada para fazer a separação entre o plasma e os outros elementos do sangue, com o objetivo de retirar os elementos que possam estar sendo responsáveis pela doença. O resultado mais comum no tratamento é a remoção de anticorpos e complexos autoimunes que estejam atacando órgãos do próprio corpo.

O procedimento é feito em uma máquina bem grande e assustadora, parecida com a de hemodiálise.

Fiquei deitada em uma cama, e um catéter fazia a ligação do corpo com a máquina. Nesse processo, todo o sangue deve circular pelo equipamento – a plasmaférese filtra todo o plasma e retira dele tanto as substâncias maléficas quanto as benéficas. O sangue extraído é centrifugado pela máquina, o plasma é dirigido para uma bolsa plástica e os demais componentes são devolvidos ao corpo por meio de outra via. Em geral, adiciona-se um anticoagulante para evitar a coagulação do sangue.

Cada sessão dura em torno de duas horas e pode ser feita diariamente ou em dias alternados; no meu caso foram alternados, de modo que a cada sessão realizada eu descansava um dia. Na primeira vez que fiz a plasmaférese, foram seis sessões em duas semanas.

A colocação do catéter também foi difícil e dolorosa, mas nada comparado à plasmaférese. Era bem angustiante... Sou muito fraca, sempre tive um medo enorme de injeções e morro de aflição de ver sangue.

Imagine como foi penoso pra mim: a cada sessão eu fechava os olhos, não queria ver a máquina; me cobria inteira com o co-

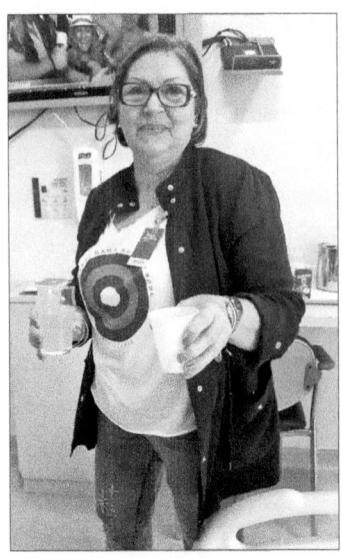

Minha mãe cuidando de mim.

bertor, pois sentia muito frio (muito frio mesmo, meus lábios chegavam a tremer).

Minha mãe estava sempre comigo, ficava massageando meus pés, o que me acalmava; só mesmo uma mãe é capaz disso.

Para esperar as duas horas de procedimento naquela máquina, eu ficava jogando Candy Crush no celular. Era um passatempo viciante ao qual eu recorria via Facebook. Era a minha distração! O jogo acabava, mas minha plasmaférese não... Então minha mãe pegava o celular dela, adiantava o que precisava resolver durante o dia e liberava o aparelho para eu continuar me distraindo. Essa era a saída para eu aguentar todo o procedimento. E, por garantia, havia ainda o computador de reserva. (Sou imensamente grata a quem inventou esse aplicativo. OBRIGADA, CANDY CRUSH!)

Depois da plasmaférese, tive que aprender a andar novamente, e foi bem difícil, porque fiquei muito debilitada. Com a fisioterapia, fui aos poucos reaprendendo a caminhar.

Minha melhora se dava lentamente, então o médico Ligeirinho indicou a dra. Samira Apóstolos para dar continuidade ao meu tratamento. Ela trabalhava no Hospital Sírio-Libanês, ao lado do hospital Nove de Julho onde eu estava internada, então ela conseguia me visitar, e era especialista em mielite transversa. Eu estava mesmo em boas mãos.

Nos conhecemos de forma inusitada. Certo dia, no hospital, acordei e ela estava sentada me olhando, ao lado de minha mãe. Ela se apresentou como minha nova médica, e eu só dizia que tinha um filho pequeno e queria saber se poderia continuar cuidando dele, vê-lo crescer. Com um sorriso de tranquilidade no rosto, ela me respondeu que sim, iria cuidar dele porque ia ficar boa. A partir desse dia, comecei a amá-la demais!

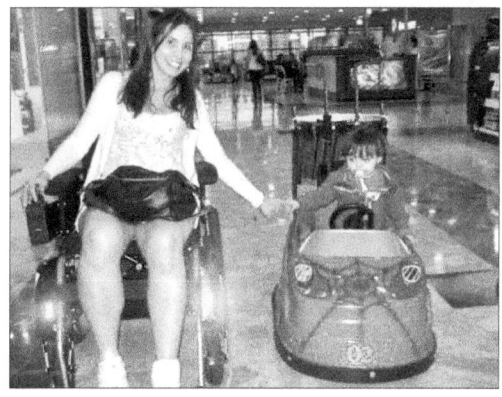

Eu e meu filho, numa fase em que estávamos aprendendo a andar juntos!

Após a alta no Hospital Nove de Julho — depois de um mês internada —, minha médica introduziu outro tratamento: a quimioterapia.

Tomo até hoje medicamentos como imunossupressores, corticoides, antidepressivos, vitamina D e potássio. Ainda tenho dores, formigamento e incontinência urinária, mas continuo lutando.

O mais difícil neste momento são os efeitos colaterais dos medicamentos. Deixam-me inchada, enjoada, e meu rosto fica bem vermelho. Mesmo assim, continuava nas minhas atividades diárias. Hoje já sei me controlar e tenho muita esperança de me curar completamente.

A quimioterapia

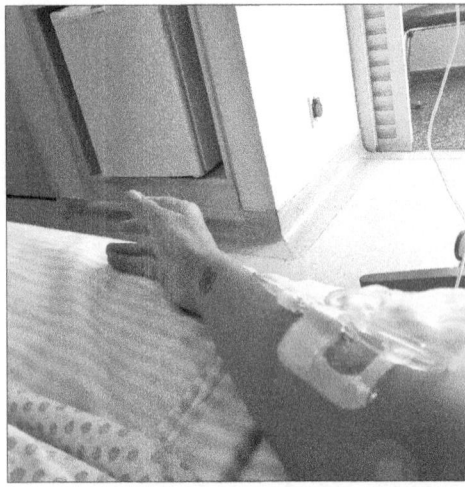

Minha rotina no hospital: exame de sangue. No começo, era a cada quinze dias; depois uma vez por mês; agora, a cada três meses. São tirados dezesseis tubos de sangue para um hemograma completo.

Antes da sessão de químio, ministra-se uma medicação para evitar náuseas e reações alérgicas. No meu caso, a eficácia era mínima, e eu me sentia muito enjoada.

Minha quimioterapia era feita por via venosa. Eu me internava no Sírio-Libanês, chamado de hospital-dia, por liberar o paciente no mesmo dia, uns dos melhores de São Paulo e que, graças a Deus, meu convênio cobria, apesar de esse hospital não oferecer todos os procedimentos. Sabemos como são os hospitais públicos da cidade, e sou grata por ter tido acesso ao melhor tratamento, algo que deveria ser direito de todos, mas infelizmente não é.

Eu tomava a medicação (um líquido branco com soro) e era liberada; no dia seguinte, ia novamente, repetia o procedimento e voltava para casa.

Enquanto eu recebia a medicação, pensava naquilo que todos os que precisam desse tratamento temem: será que vou ficar careca?

Ao chegar à recepção do hospital, havia uma televisão e muitas cadeiras azuis com pacientes esperando. Apreensiva, eu ficava olhando para eles, observando como estavam (pelo menos fisicamente).

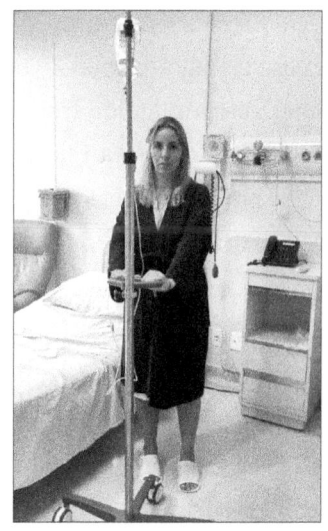

No hospital, na preparação para a quimioterapia.

Entre eles, estava uma senhora que me marcou bastante, de aparência triste, com um lenço enrolado na cabeça, provavelmente sem cabelos.

Havia um senhor com um chapéu que também parecia esconder a ausência dos cabelos e uma criança de cadeira de rodas que brincava com uma boneca e parecia não saber o que iria acontecer, estava apenas brincando. Cada um reage de uma maneira...

Meu marido me acompanhou até a recepção para fazer a ficha da internação. Encaminharam-me para uma sala pequena, na qual aferiram minha pressão e me pesaram. Perguntaram-me se eu estava bem e me direcionaram para um quarto, onde tinha uma TV, um sofá-cama, uma maca e um banheiro.

Também me perguntaram se eu estava em jejum para começar o procedimento e colocaram um acesso em minha veia para passar a medicação. Nesse momento, fiquei muito nervosa, quase em pânico total — o medo é grande. Usa-se um saquinho com um líquido transparente que parece soro, mas já era a químio. Eu ficava esperando acabar, olhando a medicação cair lentamente, gota por gota, e as horas demoravam a passar. Quase uma eternidade...

Meu marido colocava um filme na TV para me distrair, pois não havia nada que pudéssemos fazer a não ser aguardar. Tenho muito que agradecer a ele, que ficava comigo até o fim do procedimento, depois me deixava em casa e voltava para o trabalho. Uma grande prova de amor! Na saúde e na doença, né?

Em frente ao hospital, tinha uma sorveteria que eu adorava, e eu e meu marido íamos lá sempre! Além de ter sido bom para o enjoo, acabou virando uma tradição nossa: todas as vezes que passava por uma sessão de quimioterapia, na saída "ganhava" um sorvete.

Como tudo na vida, existem vantagens e desvantagens. Se, por um lado, havia a companhia do meu marido e o sorvete, por outro havia também os efeitos da químio em meu dia a dia. Mesmo chegando em casa um pouco enjoada, eu precisava dar atenção ao meu filho. Não conseguia fazer muito, mas cumpria o necessário e cuidava dele apesar de estar cansada, além de enjoada. Passava a noite vomitando, mas tentava fazer o mínimo de barulho possível para que ele não percebesse. O que eu mais queria era estar bem e curtir essa fase dele, a qual sabia que passaria rápido, sem volta... Pessoas próximas falavam: "Deixa que eu cuido dele para ti". Nossa, aquilo era horrível para mim, pois sabia que precisava dele como ele precisava de mim, então nem ligava para o que estavam dizendo... Meu filho se mostrou um grande menino, supercompreensivo e com um coração de ouro! Ele sabia que eu não estava bem, mas ainda assim ficava comigo até meu marido voltar, supercomportado. Parecia que sabia de tudo.

Após oito semanas, chegou o grande dia: era a minha última sessão de quimioterapia. Eu estava bastante inchada, com poucos cabelos (eles caíram bastante, mas não fiquei careca) e com uma esperança enorme de cura. Saí do hospital muito feliz, recebendo desejos de boa sorte de todos que sempre estiveram ali comigo. Acabamos aprendendo e criando vínculos com todos.

A quimioterapia teve um excelente resultado, pois não precisei mais ser internada e submetida à plasmaférese.

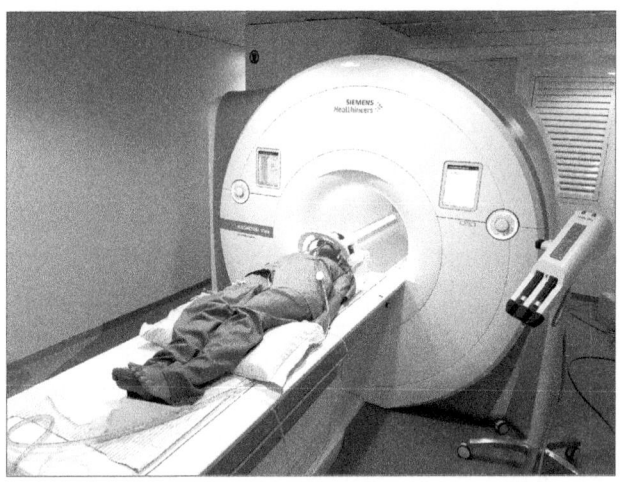

Na preparação para fazer a ressonância magnética.

Em 2016, eu já estava melhor. Fazia fisioterapia, natação, sessões com a psicóloga. Cheguei a tomar antidepressivos, mas nunca me dei bem com eles, então acabei abandonando o tratamento; já sou uma pessoa acelerada, mas com ele eu ficava muito mais. Fazia tanta coisa que não era normal, como mudar todos os móveis da casa. Não parava quieta. Ainda faço, a cada seis meses, ressonância da coluna vertebral, lombar e de crânio. São três horas na máquina.

A ressonância faz parte da minha vida desde 2013. Já fiz em máquinas mais estreitas e em mais largas, mais presa ou um pouco mais solta, com mais ou menos ventilação, com ou sem música... A questão é que não importa a máquina, eu sempre tenho que ficar três horas nela, porque faço os três exames juntos – do crânio, coluna lombar, torácica e cervical. Separadamente, cada um leva 45 minutos, porém o contraste injetado na veia faz com que o corpo produza mais anticorpos, portanto, é indicado fazer uma única vez e evitar tomar mais contraste. Assim, fico três horas dentro da máquina, e só o meu pé fica pra fora. Depois de uma hora, começa a esquentar bastante, o barulho é muito alto, mesmo com os fones no ouvido, e tem pouca ventilação.

Além disso, não é apenas um exame. Tem a questão do resultado dele. Tudo é muito tenso e eu tento não ficar muito nervosa. Dizem que algumas pessoas conseguem dormir, mas não é o meu caso, acho isso impossível. Muitas vezes, tive que pedir para respirar um pouco, então eles paravam o exame e me puxavam para fora da máquina, como está na foto acima, mas eu não posso me mexer, do contrário tenho que recomeçar todo o procedimento. Já tive também que ir ao banheiro e recomeçar do zero, perdendo mais tempo ainda.

É muito tenso, mas tento manter a calma, pensar em coisas boas, que me tragam força, como meu filho. No começo, eu fazia a cada três meses, depois passou a ser a cada seis e hoje faço uma vez no ano ou em caso de alguma crise.

Ainda sinto formigamentos da cintura para baixo. Continuo mancando, tenho incontinência urinária, mas toco minha vida, levo meu filho para a escola, dirijo, faço comida e cuido da casa! Nem sei como posso estar assim, com todos esses sintomas, mas só sei que consigo. Ando sem sentir, aos tropeços, mas ando: foco no ato de caminhar e vou.

Ao longo desses dez anos tão intensos, aprendi a ser uma pessoa melhor. Fui em busca de todo e qualquer tratamento físico ou espiritual que me indicassem: aprendi a meditar, a me escutar e a ser mais compreensiva com tudo. E foi assim que conheci tratamentos alternativos.

CAPÍTULO 4

A FORÇA DA NATUREZA

Com tudo o que foi sucedendo em minha vida, tive a certeza de que somente o que eu conhecia como tratamento não seria suficiente. Sempre ouvi falar de outras terapias, mas nunca pensei que poderiam estar mais próximas de mim — seja por ignorância, seja por questões mais práticas. A saída foi dar uma de curiosa e ouvir mais as pessoas. Porque o que as pessoas mais têm são opiniões para dar, mesmo sem nunca terem ouvido a palavra "mielite". Chega a ser engraçado, não? Mas resolvi ouvir a voz do coração e me permitir acatar alguns conselhos.

Pilates

Depois de muito tratamento fisioterápico sem grandes melhoras, resolvi procurar outras opções. Minha irmã tinha uma amiga fisioterapeuta que era proprietária de um estúdio de pilates, o Espaço AMO. Liguei para ela e lembro como se fosse hoje quão bem ela me recebeu!
Cheguei ao estúdio andando toda torta, com grande dificuldade, mas aos poucos fui melhorando e, após algumas aulas, ganhei força, equilíbrio, postura e, o melhor de tudo, confiança em mim mesma.

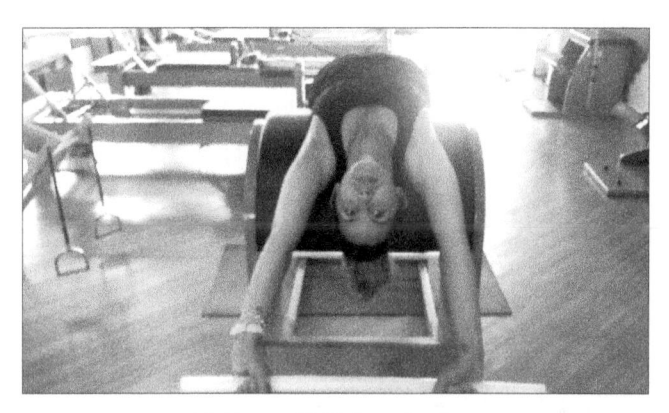

No Espaço AMO fazendo pilates.

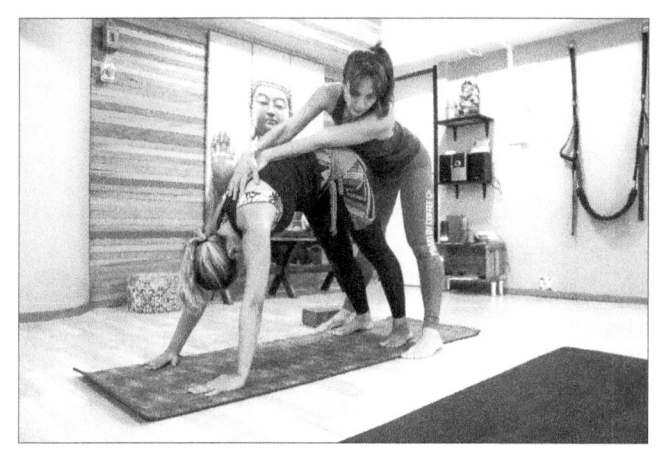

Aula de pilates com Daniela Caetano.

Dizem que Deus coloca à nossa volta anjos disfarçados de pessoas, e a Agnes, minha professora de pilates e hoje amiga, foi um deles. Antes eu havia visitado várias clínicas de fisioterapia. Em uma delas, até me disseram que não poderiam me ajudar por não haver nenhuma possibilidade de melhora no meu caso. Nossa, que pancada! Saí de lá sem chão, mas logo me levantei novamente.

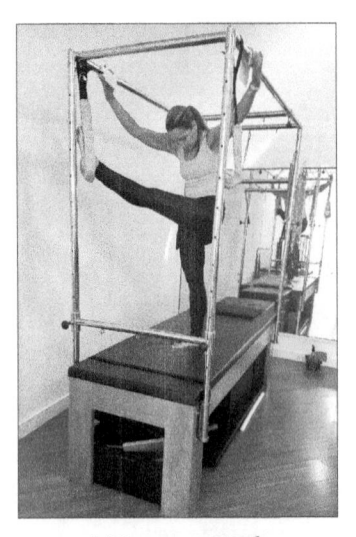

Mais uma sessão de pilates no Espaço AMO.

Graças a Deus eles estavam errados. Por isso, digo que precisamos ter fé sempre e nunca desistir: por mais que algumas pessoas nos digam "não", acredite sempre no "sim"!

No Espaço AMO, também tive acompanhamento psicológico e nutricional e frequentava o estúdio quase diariamente. Até que, certo dia, mais uma vez a Agnes me surpreendeu: ela sabia que o fato de eu estar afastada do trabalho me entristecia, então me pediu para ajudá-la no marketing do espaço. Com isso, eu faria as aulas como uma troca de serviços. Topei na hora! Fiquei muito feliz e grata a ela; hoje sigo no meu pilates com a fisioterapia (já faz mais de quatro anos) e estou realizada por me sentir útil outra vez.

Não é fácil encarar uma doença rara e sem cura, mudar toda a sua vida, sentir-se incapaz de retornar ao trabalho, algo que sempre fiz. Então alguém diz que precisa de sua ajuda e que você é capaz; você volta a se sentir ativa e útil novamente.

O método pilates existe graças a Joseph Pilates, que ficou internado por muito tempo e, no próprio hospital, começou a se exercitar. Com as molas da cama ganhava força — por isso, os equipamentos do pilates são cheios de molas.

Se fico sem me exercitar, o formigamento nas pernas aumenta, deixando-as tão pesadas que quase não consigo andar, sinto muita falta e meu corpo percebe. Segundo o próprio Pilates:

Seu corpo é seu maior bem, ele reflete sua alma. Cuide dele como se fosse uma pedra preciosa e nós o lapidamos.

É a mente que esculpe o corpo.

Hábitos incorretos são responsáveis pela maioria de nossas doenças, se não por todas elas.

Por isso digo que sempre é preciso fazer um exercício. Não podemos nos entregar, temos que lutar constantemente, por mais difícil que pareça. SUPERE-SE!

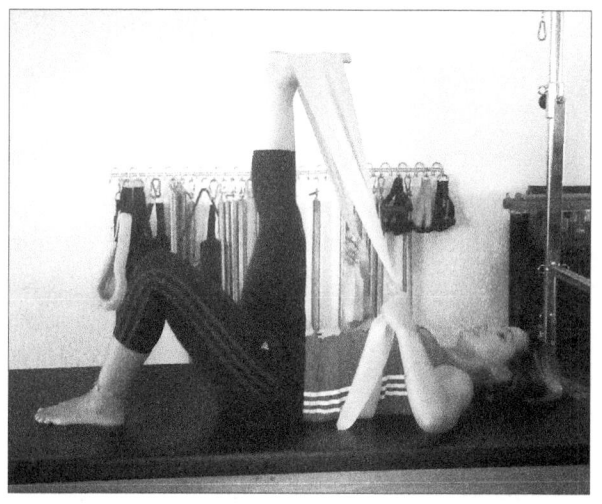

Na fisioterapia diária.

Alimentação

Um dos primeiros passos que dei rumo ao "diferente" foi de dentro para fora. Sempre escutei que "somos o que comemos", por isso procurei melhorar minha alimentação.

A Carina foi a nutricionista que conheci no Espaço AMO. Eu a adoro, e nos entendemos muito bem, já que temos quase a mesma idade e uma das filhas dela tem 7 anos, como o meu filho Thiago.

Já na primeira consulta com a Carina, entendi que minha alimentação estava completamente errada. Ela de cara me explicou a importância da primeira refeição em nossa dieta. Todo mundo já ouviu sobre isso em algum momento, mas não temos ideia da real necessidade de um desjejum decente.

Fora isso, fiz também algumas substituições no cardápio da semana: troquei o macarrão tradicional pelo integral ou sem glúten, por exemplo; o feijão deu lugar à lentilha; em vez de manteiga, passei a usar azeite... e assim vamos melhorando de dentro para fora.

Meu filho tem muita dificuldade para comer, como a maioria das crianças (adora arroz, feijão, bife e batata frita, e eu já não aguento mais ver nenhum deles na minha frente, simplesmente enjoei). Entretanto, desde que me afastei do trabalho, passei a ficar muito na cozinha, e assim aproveitava para preparar aquela comidinha bem caseira, do dia a dia mesmo!

Como mencionei no começo, minha antiga rotina era uma correria insana, naquela pressão constante para bater as malditas metas, a ponto de me esquecer de almoçar e apenas comer um sanduíche no final da tarde. Só de cozinhar o que como, tentando ao máximo usar alimentos não industrializados, já foi uma grande vitória. Mas ainda preciso aumentar meu consumo de frutas e legumes. É uma forma de compensação, já que as verduras não podem ser muito usadas em minha dieta — muitas delas soltam o intestino e seria perigoso para a inflamação que tenho no intestino grosso, a retocolite ulcerativa.

É incrível e verdadeiro. Passo a passo, podemos, sim, ter uma melhor qualidade de vida. Vejam: não estou dizendo aqui para darmos uma de loucos e pararmos de comer ou de frequentar os lugares de que gostamos... Afinal, as refeições também precisam ser prazerosas. Mas nada em excesso faz bem.

Homeopatia

Há pouco tempo conheci a homeopatia por meio de minha grande amiga de escola e da vida, Aninha, e comecei o tratamento com uma médica muito querida, simpática e educada, que atende no bairro da Aclimação, a dra. Ana Maria Onça Feola.

Fui até lá dirigindo um MP, aquele carro antigo da família, e pedi para estacioná-lo dentro na garagem, pois esse carro não poderia ficar na rua. Digo isso para mostrar que não podemos nos entregar e deixar de fazer as coisas que nos proporcionam prazer, mesmo quando enfrentamos alguma fraqueza.

O fato de eu ter adoecido poderia ter me tornado uma pessoa fraca do ponto de vista emocional. Mas não. Eu não poderia deixar de experienciar todas as coisas lindas que adoro fazer. E dirigir é uma delas: sentir o vento no rosto enquanto estou ao volante sempre foi uma das maravilhas da minha vida.

Pois bem, ao entrar no consultório, logo senti uma enorme afinidade por quem iria me atender: uma senhora plena, de aproximadamente 60 anos, que demonstrava uma calma inabalável.

Fomos nos conhecendo e conversando, e quando me dei conta a consulta havia durado aproximadamente três horas! Já imaginaram uma consulta que pode ser realizada sem pressa? Ela me receitou alguns medicamentos naturais, recomendou o livro " Maria, passa na frente", do padre Juarez de Castro, e me fez entender que o poder da minha cura estava dentro de mim mesma. Nas minhas mãos e na minha mente.

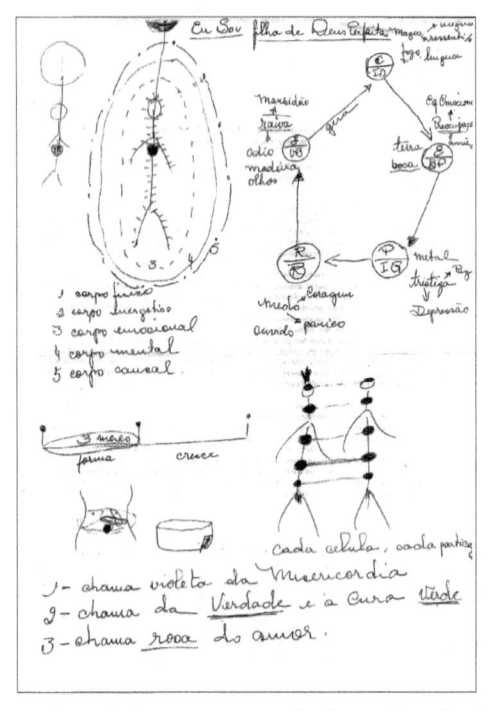

Imagem feita pela dra. Ana Maria no dia da consulta, a fim de me explicar o significado das cores, o poder da mente e da fé.

Hoje repito diariamente um mantra ensinado por ela: "Sou filha de Deus e sou perfeita". Todas as vezes que digo essa frase, sinto-me muito bem e mais forte. Agradeço demais à minha amiga Ana Luiza Tavares, a Aninha, por ter me indicado essa grande médica.

Depois da consulta, confesso que minha mente ficou bem mais aberta para receber todo e qualquer tratamento capaz de me fazer sentir um pouco melhor. A seguir, abordo alguns dos que mais me trouxeram benefícios maravilhosos.

Centro espírita

Acabei indo a um centro espírita com minha mãe, por recomendação de amigos, porque acreditava que a mente também estava precisando de um "chacoalhão" para ir em busca da cura. Na minha concepção, mal não faria. Sou católica, mas respeito todas as religiões.

Eu nunca tinha ido a um centro espírita e de repente rompi com um preconceito que até então eu tivera. Achei bem legal, e as pessoas eram bastante solícitas. Ali (como em todos os locais a que recorri em busca de ajuda) não existiam julgamentos. As pessoas eram amáveis porque QUERIAM ser. Nesses lugares, ninguém está atuando, todos são realmente quem dizem ser. É um mundo real, que já nos dá esperanças...

Entramos por um corredor largo, com lojinhas de livros espíritas e de artesanato. Caminhamos até uma sala para pegar uma senha e informar o que fazíamos ali. Quando fui chamada, entrei em uma sala escura, com apenas uma iluminação leve, e observei tudo ao meu redor.

Havia espaços como se fossem cabines, uma ao lado da outra (no estilo baias de escritório), e em cada uma tinha alguém sentado atrás de uma mesinha, aguardando. Sentei-me em um banquinho e fui atendida por um homem que mantinha a cabeça abaixada, sem olhar pra mim, e fazia perguntas para entender por que estávamos ali.

Era uma triagem, porque ele me entregou um cartão dizendo para eu seguir adiante. Nesse cartão, constavam cinco dias corridos, nos quais eu deveria ir ao centro, e um pedido de passe para aquele mesmo dia.

Aguardei minha mãe, e juntas seguimos para o passe. Nessa sala, as cadeiras já estavam uma ao lado da outra, formando um círculo. Uma mulher veio me atender, pedindo que eu fechasse os olhos e pensasse em coisas boas. E, com sua mão à minha volta, começou a orar.

Foi tudo bem rápido, mas ainda me lembro, com alegria, de sentir uma enorme esperança de cura, e uma paz dentro de mim.

Acabei não voltando para dar continuidade ao tratamento, mas a experiência foi boa, porque saí de lá mais leve e confiante.

Martelo

Meu pai também entrou nessa de buscar minha cura (muito bom percebermos, em simples gestos, como as pessoas cuidam da gente) e me levou para um tratamento com uma massagista japonesa, que dizia ter também um dom de cura. Lá fui eu mais uma vez...

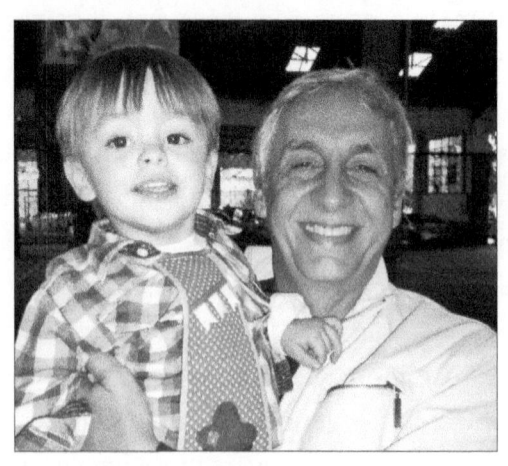

Meu filho e meu pai, que está sempre por perto e cuidando de nós.

A sábia japonesa, de mais ou menos 50 anos, afirmou que eu não deveria ter operado meu esporão, e com um grande martelo de madeira ela o colocaria no lugar, sem operação e sem a anestesia na medula. Demorei a encontrar opiniões como essa, pois, quando estamos tomados pela dor e cegos pela possibilidade de cura, recorremos a todo e qualquer tratamento que possa nos beneficiar. Na época do esporão, acabei me deixando levar por opiniões de um parente próximo, que me dizia para operar rápido, senão poderia ficar mancando para sempre. Dava exemplos de outras pessoas da família que já haviam feito muitas operações, e eu ouvi, mas não deveria. Então aconselho a nem sempre dar ouvidos às pessoas, siga a sua intuição e só opere se for a única alternativa que resta, somente em último caso.

Bato na tecla de que um tratamento só complementa o outro, e eu jamais (jamais, jamais, jamais) abandonaria a medicina tradicional, imaginando que estaria curada somente com os tratamentos alternativos.

Voltando à sessão, ela foi batendo com seu martelo de madeira em todo o meu corpo, tão suavemente que nem cheguei a sentir dor, mas o tamanho do martelo assustava um pouquinho.

Ficamos conversando como se fosse uma sessão de terapia, e no final ela pediu que eu me sentasse no colo de meu pai, pois estava carente e precisando de conforto, sentia a falta dele, e precisávamos passar mais tempo juntos.

Abracei meu pai e comecei a chorar... porque, de fato, ela "leu" minha alma. Às vezes, na correria da vida, esquecemos de abraçar quem amamos.

Gostei da experiência, mas confesso que quando vi o martelo de madeira fiquei com um pouco de medo!

Yoga

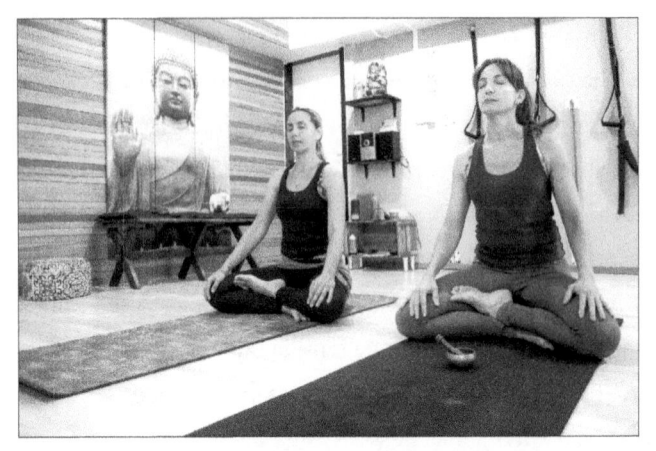

No estúdio de yoga da Dani, chamado Vidhy Yoga.

Conheci a yoga por intermédio de uma amiga, a Daniela Caetano, que é professora e tem uma academia no litoral de São Paulo. Sempre tive curiosidade, mas, por minha natureza acelerada, achei que não conseguiria me desligar e meditar. Para minha surpresa, já no meu primeiro contato, adorei a experiência e pretendo praticar sempre. Recomendo.

Aprendi como é bom nos desligarmos dos problemas, parar e agradecer por tudo que temos. A questão de precisarmos observar constantemente nossa respiração nos dá autocontrole e equilíbrio.

A estabilidade buscada na yoga é emocional, e isso é algo em que tenho muita dificuldade. Os exercícios me lembraram do pilates, pois é necessário ter força no abdômen, muita concentração e técnica. Não é fácil equilibrar todo o corpo apenas com a cabeça no chão, ou sobre uma perna só... Precisarei de muitas aulas ainda, mas a experiência é muito boa.

Somando-se a tudo isso, havia ainda um mantra, que realmente nos acalma e nos faz relaxar.

Todos nós precisamos parar, nem que seja por um breve momento do dia, para fazer algo por nós mesmos. Algo que nos dê prazer. Ainda que seja uma simples caminhada de meia hora em um parque ou em uma rua perto de casa, observar o mar ou um pôr do sol... Sempre digo que o simples é muito.

Ayurveda

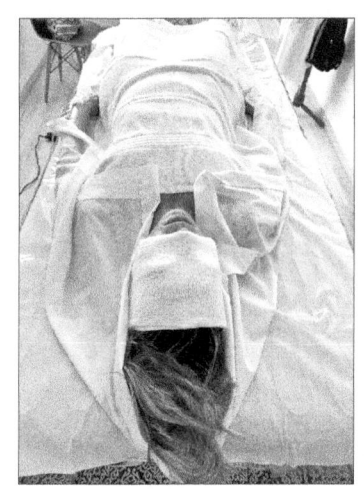

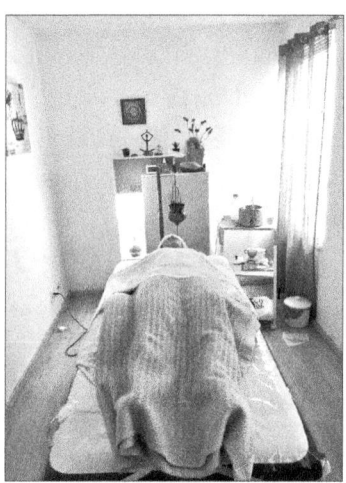

Massagem Ayurveda com Marcia Blekaitis, minha amiga e terapeuta.

Como sempre digo, Deus coloca anjinhos em nossas vidas disfarçados de pessoas. A Marcinha é um desses anjos! Ela é terapeuta ayurvédica, professora de yoga e está terminando a faculdade de nutrição. Um dia, ela me explicou o que era a Ayurveda: uma medicina indiana milenar que se utiliza de elementos naturais a fim de promover o equilíbrio e a harmonização do corpo, da mente e da alma com a natureza, por meio de terapias preventivas e curativas para eliminação de toxinas do corpo e da mente. Equilíbrio total.

Ela me incluiu em uma lista de espera para uma consulta com um médico indiano, realizada por meio de uma análise (*indana*) e avaliação (*pariksha*) minuciosa do indivíduo como um todo. O intuito é promover e manter a saúde com técnicas de rejuvenescimento (*rasayana*) e libido pela vida (*vajkarana*). Lógico que topei a experiência, que foi maravilhosa e única.

O lugar era incrível! Por fora, era uma casa normal, mas, ao abrir a porta, o que vi já era uma cura instantânea de energia! Muito verde, fontes, budas, velas e incensos, um ambiente tão tranquilo e tão pacífico que nem parecia que estávamos na grande cidade de São Paulo.

Antes de chegar à recepção, tivemos que tirar os sapatos e ficar descalços, e a recepcionista nos entregou uma ficha a ser preenchida. O espaço era cheio de colchões no chão e um sofá para sentar, além de uma pequena lojinha que vendia velas, óleos, incensos, aromatizadores, roupas, colares, brincos, entre outros — precisei me segurar para não comprar tudo! Havia também um cachorro, tão lindo e grande, que ficava lá na entrada, todo zen. Até o cachorro era zen!

Enquanto eu esperava para ser chamada, fiquei observando e conhecendo o espaço... tudo muito zen. O atendimento começou por uma consulta completa, que incluiu a semiologia e propedêutica médica oriental, a definição do código energético original (*dosha*) e os desequilíbrios existentes, por meio de um cuidadoso exame que abrange um grande número de características físicas e psíquicas. Só depois é indicado o tratamento ideal (de meditação a medicamentos).

Quando a Marcinha me chamou para a consulta, entrei numa sala com três macas e muitas pessoas sentadas em rodas.

Havia dois pacientes além de mim. Em nenhum momento eu soube o que eles tinham, pois cada um seguiu para uma roda com cinco pessoas, que perguntavam ao paciente sobre sua doença e sua vida e o escutavam. No meio das macas fica o médico indiano, esperando os integrantes de cada roda conversarem com seu paciente.

Tudo me pareceu fabuloso, porque nunca vi tantas pessoas juntas discutirem minha doença, todas querendo me ajudar e entender o porquê da mielite transversa. Me senti tão querida e tão cuidada que posso afirmar mais uma vez ter sido uma experiência incrível e privilegiada.

Logo de cara me falaram que eu era *vata*, e questionei o que seria isso. Eles me explicaram que existem cinco elementos da natureza: éter, ar, fogo, água e terra, que interagem com o corpo e são constituídos de três *doshas*: *vata*, *pitta* e *kapha*.

Vata é o princípio do movimento no corpo, na mente e na consciência. É responsável por todo o movimento físico, o que inclui os sistemas de circulação interna e de eliminação, as mudanças em nossos pensamentos e emoções e até mesmo as alterações em nosso estado de humor e consciência.

Eles leram minha ficha e me disseram para cortar urgentemente a farinha de trigo, pois agia como uma cola em meu estômago. Não tiveram dúvida nenhuma e foram enfáticos: tudo teria começado em 2009, com uma péssima alimentação e muito estresse.

Concordei 100% com eles. Foi nesse ano que organizei uma festa de casamento para 350 pessoas e precisei correr atrás de decoração, *buffet*, igreja, salão, DJ... enfim, muitas coisas. Paralelamente, fui promovida no banco, vivia a melhor fase da minha carreira e financiava o meu primeiro apartamento — era a gerente e ao mesmo tempo a cliente. Pensar em mim era a última coisa que fazia!

De volta à Ayurveda, chegou minha vez de ser examinada pelo médico indiano. Ele não falava português, então a Marcinha foi traduzindo o que eu dizia para o inglês. Ele pediu que eu me deitasse na maca, dobrasse as pernas e avisasse quando sentisse dor.

Depois, pediu que eu me levantasse e disse que minha barriga parecia um balão de gás. Pediu que eu parasse de ingerir qualquer coisa com gás. Eu realmente amo água com gás, pois, desde a minha gravidez, por causa da azia que tinha na época, acabei me acostumando a tomar bastante.

Ele indicou medicamentos naturais à Marcinha, pois ela era quem me acompanhava no meu tratamento. Segundo o indiano, meu caso era crônico e eu sempre precisaria me cuidar, mas esses sintomas — formigamentos e dores de choque — se curariam em aproximadamente dois anos se eu seguisse o tratamento direito.

Desde então, faço massagens com óleos quentes uma vez por semana (nas tardes de segunda-feira). Custo a relaxar, mas ao final sempre me sinto leve e renovada! Algumas vezes, chego até a dormir, o que é uma vitória! Perdi peso, e minha pele ficou mais bonita.

Na questão da nutrição, uma das minhas dificuldades era abandonar a farinha de trigo branca, mas costumo me recordar do que ouvi certa vez. Contaram-me que a mistura de farinha branca com água era usada antigamente nas escolas como cola, feita pelos próprios alunos. Ao me lembrar disso, fica mais fácil aceitar a retirada desse alimento do meu dia a dia. Nem vou mais a padarias, pois a tentação é enorme. E, mesmo sendo louca por pizza (amo muito!), também evito comer, nem passo perto de pizzarias. Sanduíches, macarrão... Tento nem pensar nessas delícias. Foco em outros alimentos de que também gosto e que posso consumir sem medo, como risoto (amo risoto, faço um de alho-poró com muçarela de búfala que fica divino!). Também preparo omeletes, polentas, carne moída com arroz, arroz com lentilha, e outro prato de família, desta vez da parte da minha mãe, a *paella*. Como a família do meu pai é italiana e a da minha mãe é espanhola, concentro-me na gastronomia espanhola, pois usa pouca farinha de trigo e abusa dos frutos do mar e especiarias, que amo!

No passado, com a ajuda de uma nutricionista, tentei tornar minha alimentação mais saudável, mas acho que ainda não estava pronta. Hoje me vejo mais forte; não é simples mudar um hábito alimentar, mas estou conseguindo, pois estou preparada. É mesmo mais difícil nos desacostumarmos do que está enraizado em nossos hábitos!

Segue a minha receita alimentar ayurvédica.

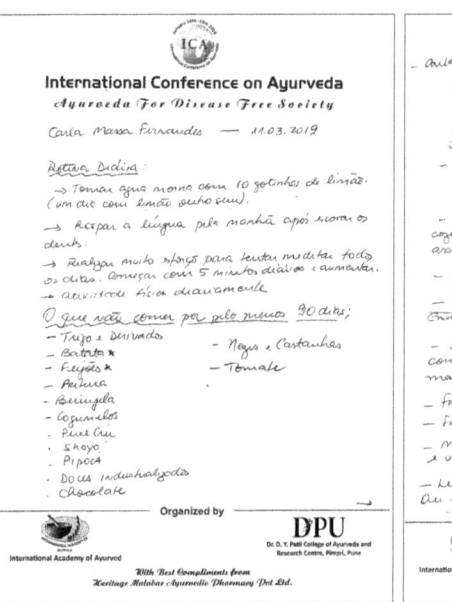

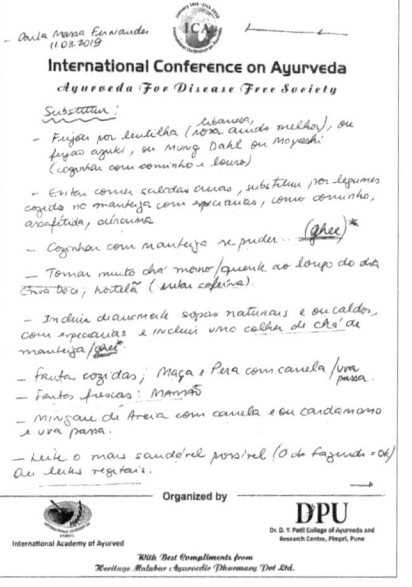

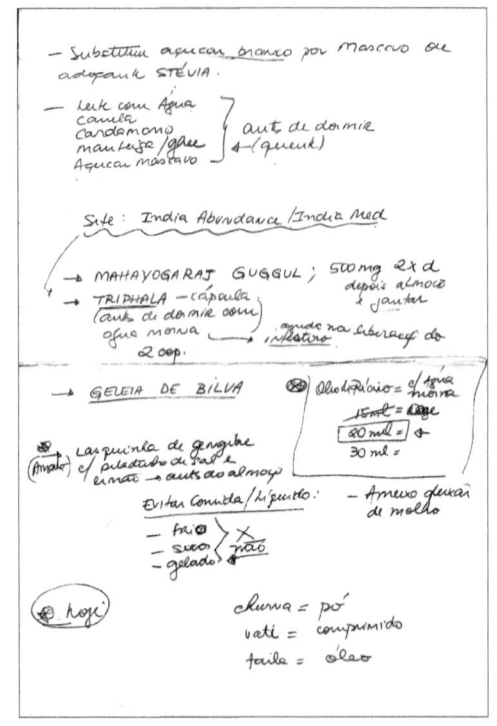

Esse é o meu tratamento alimentar, passado pela minha terapeuta ayurvédica, o qual sigo rigorosamente.

O lado positivo da Ayurveda é logo percebido: emagreci, fiquei mais tranquila e me sinto bem e mais ativa.

Como dizem os adeptos dessa sabedoria médica, temos que cuidar da alimentação, do aspecto emocional, do ambiente, além de praticar exercícios físicos. Aí sim, tudo se equilibra. Estou cuidando de mim.

Outro ensinamento que a Ayurveda me trouxe foram as meditações, que também fazem parte do processo de cura. Preciso meditar por no mínimo dez minutos a cada dia, mas, como sou muito agitada, é bem difícil me concentrar.

Mais uma vez falo do hábito. Sigo escutando os mantras e faço uma reza em forma de agradecimento. Estou tentando e, uma hora, vou conseguir! Tento ouvir minha respiração e ficar em paz, o que já é uma meditação. É o momento de me ouvir, só eu comigo mesma.

Estou aprendendo muito com essa medicina indiana e apreciando-a cada vez mais. Minha dica é que as pessoas façam um tratamento de que gostem e em que acreditem, pois assim torna-se mais fácil e mais gostoso alcançar o objetivo de viver bem, mesmo tendo problemas, e aceitar sua nova realidade de vida.

Acreditar e viver feliz sempre, essa é a meta! Sinto-me muito empolgada com esse tratamento, que entrou em minha vida em ótima hora, pois estou reduzindo as doses do remédio para deixar de tomá-lo. Agora sei que é preciso cuidar de mim mesma em primeiro lugar. Afinal, se eu não estiver bem, não poderei cuidar dos outros.

Kati Basti

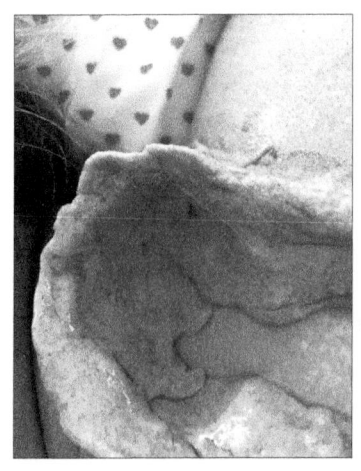

Sessão de Kati Basti. "Ilha" feita de farinha e água. No centro, é depositado um óleo vegetal morno com ervas medicinais.

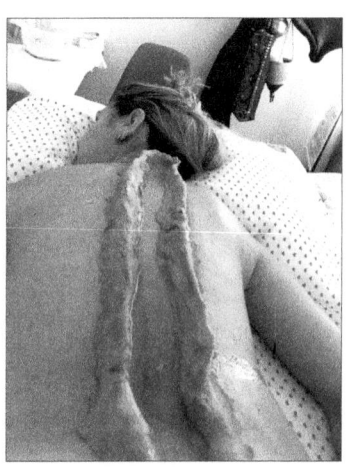

Na terapeia ayurvédica. No meu caso, o Kati Basti é feito na coluna inteira.

Fiz o *Kati Basti* no tratamento Ayurveda com a Marcinha. Trata-se de uma terapia em que a pessoa se deita sobre uma maca aquecida e sobre o local da inflamação é colocada uma grande quantidade de óleo de vegetal, o mesmo usado na Ayurveda em quase todos os procedimentos. Esse óleo é aquecido e despejado dentro de uma "ilha" feita de uma massa (tradicional mesmo) de farinha, água e algumas ervas, montada sobre o local inflamado. Geralmente, as pessoas têm um único local pequeno, mas no meu caso foi a coluna inteira, pois ela está quase toda inflamada. A "ilha" foi difícil de construir, porque era enorme, e o óleo era trocado a cada cinco minutos, na temperatura morna.

Na sala, ficava tocando um mantra baixinho; era um ambiente bem tranquilo, à meia-luz. A sessão foi de alívio e de ser abraçada, aquecida. Todo o tratamento Ayurveda que fiz acabou me trazendo uma paz, uma tranquilidade... A minha vontade era de ficar lá por muito tempo. Minha mente se transformou em outra, e meu corpo agradecia todo o cuidado recebido, pois eu ficava mais disposta e calma.

Shirodhara

A palavra "*shirodhara*" vem do sânscrito — cabeça (*shiro*) e fluxo (*dhara*) — e dá nome a um fluxo de óleo morno que é vertido sobre a testa, logo acima das sobrancelhas, sobre a região do *Ajna Chakra* e do ponto marma *Sthapani*. É conhecido também como terceiro olho, sendo utilizado para relaxar a mente e revigorar o corpo.

Achei simplesmente divina essa terapia! Me fez entrar em um estado de relaxamento profundo.

A maca foi aquecida, fui coberta com mantas, e nos olhos colocaram algodões e uma toalha branca com aroma de rosas, um pouco úmida. Em um silêncio absoluto, comecei a sentir o óleo caindo em minha testa. Seguindo as orientações da terapeuta (a Marcinha, mais uma vez), fui relaxando e deixando os problemas lá fora.

Apaguei! Não me lembro de mais nada! Apenas escutei meu celular tocando e acordei. Nossa, que sensação! Foi maravilhoso, amei muito. Para mim, foi a melhor terapia até o momento.

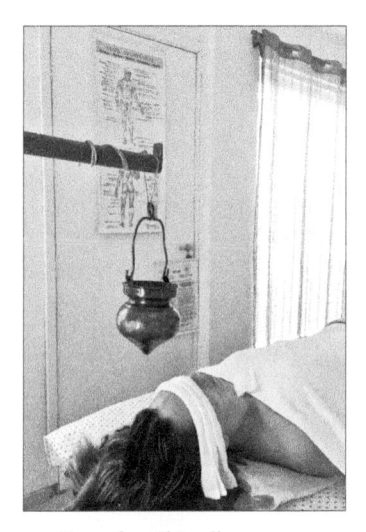

Fazendo a Shirodhara *com a terapeuta e amiga Marcinha.*

Saí de lá outra pessoa, super-relaxada e em paz.

Dizem que, após essa terapia, o paciente irradia frescor na pele, saúde, vitalidade e profundo bem-estar, demonstrando sorriso de serenidade. Eu recomendo!

Swedana

Essa terapia foi ótima também! Sauna portátil!

Como sempre gostei de fazer sauna, quis conhecer essa, que veio da Índia. É a vapor e parece um grande caixote. Dentro dela há um banco baixo, em que se deve sentar, deixando somente a cabeça para fora, o vapor é liberado por uma mangueira que fica dentro da sauna e ela se enche de vapor quente.

Esse tratamento é sempre realizado após a massagem de *abhyanga*, uma massagem relaxante, nunca como prática isolada.

Baseia-se no uso de ervas e óleos essenciais específicos para cada pessoa conforme seu *dosha* (no meu caso, o *vata*).

Na medicina indiana, o suor é considerado uma ferramenta reguladora do corpo, relacionada com o equilíbrio da temperatura. É responsável por eliminar resíduos e materiais prejudiciais ao bom funcionamento do organismo.

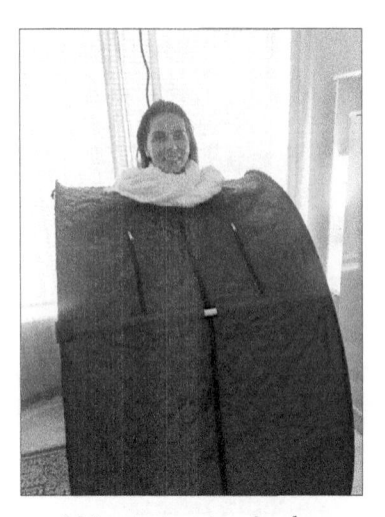

Mais uma terapia: a Swedana, *uma sauna a vapor.*

Os benefícios dessa terapia são muitos, como a desintoxicação da pele e do tecido gorduroso. Ela funciona como uma terapia para rejuvenescimento, atuando ainda contra insônia, estresse, dores, apetite deficiente, digestão lenta, reumatismo, artrite, doenças respiratórias e hemorroidas. No meu caso, foi para eliminar o excesso do meu *dosha*. Quando entrei na sauna, eu estava cheia de óleo por causa da massagem, realizada anteriormente, então vestia apenas uma calcinha. Transpirei bastante nos 15 minutos em que permaneci lá: ao final, estava toda molhada; parecia que tinha tomado uma ducha, pois até o óleo saiu do meu corpo.

Minha pele ficou outra, me senti ótima e dormi muito bem a noite toda – para mim é muito difícil relaxar à noite, por causa da incontinencia urinária, levanto a cada três horas para fazer xixi. Nesse dia, consegui dormir a noite toda sem me levantar e sem urinar na cama. Eu não fazia isso há muito tempo.

CAPÍTULO 5

MENTE SÃ, CORPO SÃO

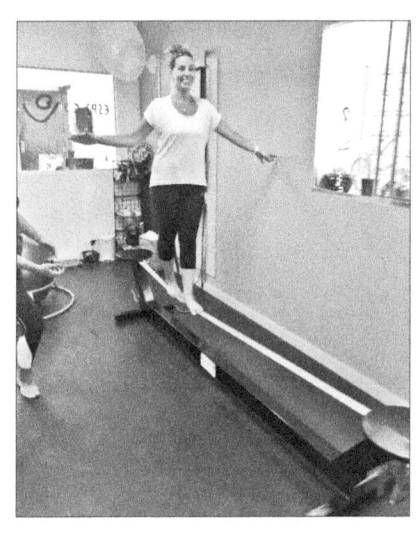

Viver com uma doença rara que não tem cura não é fácil, mas é possível encontrar o equilíbrio.

Consegui estrear no *stand-up paddle* em 2015, uma enorme conquista para mim. Pouco tempo antes, eu estava internada, e me levantar sobre uma prancha em alto-mar, com todas as minhas dificuldades, foi inesquecível — algo que me deu muita felicidade e esperança para fazer tudo o que eu queria fazer.

Desde jovem, sempre pratiquei esportes e fiz de tudo um pouco: vôlei (apesar de ter levado na brincadeira, como dizia minha mãe), basquete (era boa e rápida, porém de baixa estatura), futebol (embora tivesse um desempenho ruim, era rápida)... Já na capoeira, que sempre amei, eu era a melhor! Sou muito ligada à música (tocava berimbau), e a capoeira traz a música e a brincadeira em um único esporte. Fora academias que sempre frequentava.

Eu praticava a capoeira após a escola, em uma academia próxima de onde morava, duas vezes por semana. Sempre amei e amo até hoje, mas depois da mielite nunca mais tentei... Hoje, um dos meus objetivos é voltar para a capoeira. Irei atrás disso. Eu digo sempre que precisamos ter objetivos na vida, fazer uma lista e ir atrás de cada um, até realizar todos.

A partir da mielite, minha relação com o esporte mudou, mas nunca o abandonei, como se pode perceber.

Fiz fisioterapia, aquaterapia, natação, yoga e pilates. Vejo o esporte como um elemento muito importante na vida, pois é um momento em que paramos para cuidar de nós mesmos e pensar em nosso bem-estar.

Coloquei meu filho desde pequeno no esporte — natação, judô e futebol — e vejo sua felicidade e seu aprendizado! As aulas também ajudam muito em termos de disciplina, trabalho em equipe e respeito ao próximo, e costumo dizer a ele que é preciso fazer sempre um esporte — qualquer que seja ele. Afinal, se o corpo para, a mente também para.

Natação

Tive um professor de natação, Vander Moreira, que me falava que essa atividade fazia milagres. Ele também trabalhou como bancário e enfrentou uma doença difícil, e foi por meio da natação que se recuperou. Hoje é professor e *personal trainer*, vive muito bem e feliz. Ele é outro dos anjos que Deus colocou na minha vida, que me ensinaram muito e ajudaram em minha recuperação.

Em 2017, eu continuava com os medicamentos e o acompanhamento médico da minha neurologista, a dra. Samira. O formigamento já não era tão terrível: apesar de nunca ter desaparecido e ser constante, tornou-se algo normal, pois não me incomodava tanto como no começo. A dor de choque também perdeu intensidade, e com o tempo consegui conviver com ela. É incrível, mas nosso corpo se acostuma com a dor e com as dificuldades... Já nem lembro como é viver sem formigamento, pois essa sensação virou parte da minha rotina. Tenho formigamento da cintura para baixo e dor de choque na lateral direita do corpo. Também tenho incontinência urinária, principalmente à noite, e mais ou menos uma vez por mês passo muito mal.

Mas nada comparado a antes. A gente aprende com a dor e o corpo se acostuma com a sua nova realidade. Você amadurece.

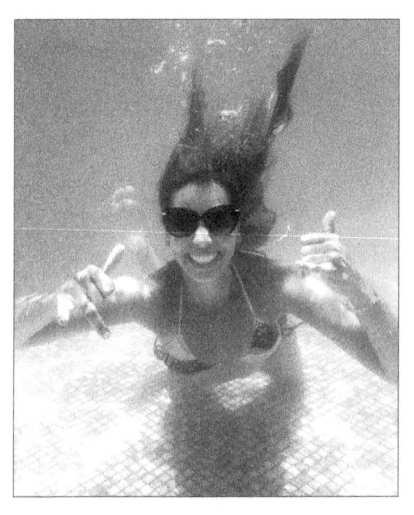

Eu na aula de natação, sempre em contato com a água.

CAPÍTULO 6

UMA HISTÓRIA DE AMOR, NA SAÚDE E NA DOENÇA

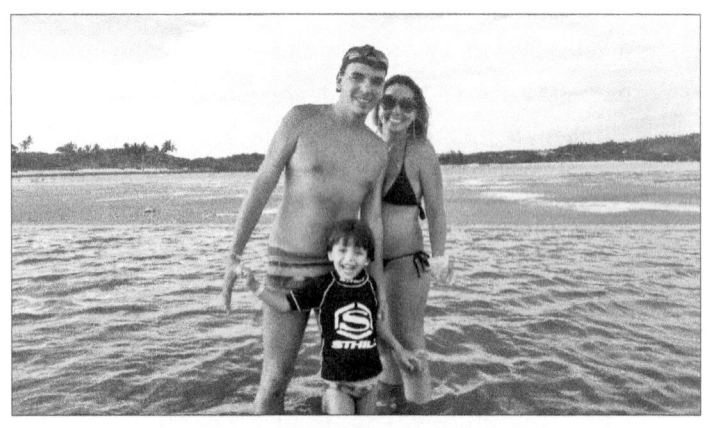

Eu, meu marido e meu filho.

Eu me casei em 2009 já com sintomas de retocolite ulcerativa, mas sem um diagnóstico definitivo. Em 2011, meu filho nasceu, e uma felicidade imensa tomou conta de todos nós! Era muito louco! Ao mesmo tempo em que existe a alegria, existe o cansaço. Todos sabem como um bebê mexe com a rotina de um casal: horas sem dormir, sem relação sexual por causa da quarentena, um afastamento natural.

Depois veio a mielite transversa, e precisei que minha mãe permanecesse comigo no hospital. Foi meu marido quem ficou com o pequeno em casa por quase um ano entre idas e vindas de hospital. Eu morria de saudade, mas não tinha o que fazer... Uma vez, meu filho foi me visitar, e eu queria muito abraçá-lo e enchê-lo de beijos, mas ele se assustou em me ver daquele jeito, com acesso nas veias. Dizem que não é bom que a criança veja, então preferi que ele não fosse mais me visitar, apesar de ter falado com ele todos os dias.

Quando ele me visitou com minha irmã (a madrinha dele) e com seu priminho Kauã (apenas 1 ano de diferença do Thiago), eles vieram como se estivessem em um passeio: foi a primeira vez que os meninos andaram de metrô, ficaram muito felizes contando a aventura. Mas eu desabei de chorar ao vê-lo ir embora. A vontade de estar com ele era tão grande que doía muito, mais que as injeções. Contudo, era também meu melhor remédio, o que me dava forças e me incentivava a me curar mais rápido! Eu precisava me levantar daquela cama, pois meu pequeno precisava de mim: é muito difícil enfrentar a vida sem uma mãe ao lado, um porto seguro, então eu tinha que me recuperar depressa e sair daquela situação em que estava, acamada.

Sou imensamente grata ao meu marido, por ter cuidado tão bem do nosso pequeno nesse período; aos meus sogros, por terem desempenhado esse papel enquanto meu marido trabalhava; e a minha mãe, meu pai e minhas irmãs, por terem ficado ao meu lado sempre.

Mas, em meio a todo esse turbilhão de acontecimentos, eu ainda pensava: "E o meu casamento?". Pois é, eu pensava o tempo todo em me separar, pois percebia que não estávamos mais juntos e queria que fôssemos felizes. Eu já não me conhecia mais, como amar alguém assim? Eu precisava de um tempo, tinha que me conhecer primeiro, para depois poder amar alguém novamente.

Tudo mudou, eu mudei, e minha vida parecia muito diferente da dele. Meus objetivos, o valor da vida eram outros para mim. Não existia o amanhã: eu vivia o hoje, o momento, o agora. Porque o amanhã seria outro dia, e tudo poderia mudar de novo.

Então, quando recebi alta do hospital, pedi um tempo para o meu marido, mas ele dizia que não existia tempo; então pedi o divórcio, mas ele não aceitou. Eu não conseguia mais ter relações sexuais como antes, era diferente. Nem podia segurar a urina à noite. Estava aprendendo e conhecendo meu corpo novo, como poderia dormir com ele ao meu lado? Ele era mais um problema para mim. Chegava a hora de dormir, e começava meu tormento. Eu não o queria comigo. Estava aprendendo a andar novamente, a segurar a urina... Além disso, nós não conversávamos sobre o assunto, ele sempre foi muito fechado.

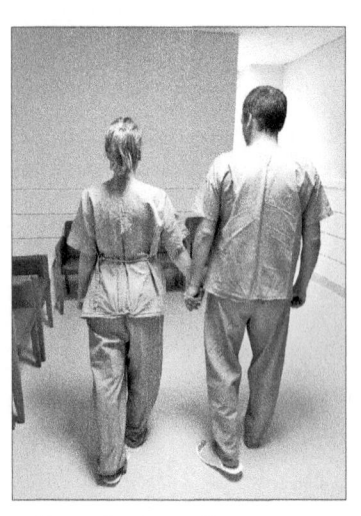

Entrando para realizar o exame de ressonância magnética, com meu marido.

Ao longo dos anos, fomos nos afastando cada vez mais, e eu sentia que não tinha mais como resgatar o amor se não existisse troca de carinhos, beijos e abraços. Havia duas pessoas: o pai e a mãe do Thiago.

Na época dos exames, meu marido me acompanhava quando eu pedia, mas não era algo muito espontâneo, parecia que eu estava atrapalhando a rotina dele. Isso era o que eu sentia o tempo todo. Nas ressonâncias, por exemplo, ele entrava comigo e também vestia aquelas roupas sem nenhum objeto de metal, como na foto, mas na verdade não sei se era isso que ele gostaria de estar fazendo. Quem geralmente entrava comigo nos exames, desde minha primeira ressonância, era meu pai, então não sei se meu marido fazia por vontade própria, ou apenas para substituir o sogro quando precisasse. Quando era a vez do meu pai ir comigo, eu não precisava pedir a ele que me acompanhasse. Ele ia com o maior prazer, e de quebra ainda me fazia rir! Ele é muito bom nisso, em levantar o astral das pessoas!

Por exemplo, eu comentava: "Pai, amanhã tenho ressonância". E ele logo dizia algo como "Oba! Programão, hein? A que horas nós vamos?". E caíamos na risada. Pai é pai, né? É sempre bom ter alguém por perto para dar uma força, e isso meu pai e meu marido sempre fizeram comigo, cada um do seu jeito. Para o paciente, ir acompanhado é fundamental: nos dá segurança em saber que tem alguém lá torcendo por nós — porque pode parecer "só" um exame, mas a insegurança e a tensão são inevitáveis. Sabemos que depois vêm os resultados, e de um jeito ou de outro sempre geram uma nova preocupação.

Terapia de casal, sempre!

Novamente em 2018 resolvi me separar. Estava tão decidida que tinha até arrumado um advogado. Meu marido Rodrigo também estava pensando seriamente no divórcio. Nesse meio-tempo, uma amiga me indicou uma psicóloga muito boa para terapia de casal. Um pouco antes, chegamos a conversar sobre isso, e ele respondia que era besteira. Mas, dessa vez, topou a ideia, e lá fomos nós.

Na primeira consulta, a psicóloga (muito bonita, loira, com idade aproximada de 50 anos, magra e bem-vestida) nos recebeu com um sorriso. Nós nos sentamos em um sofá pequeno e ela, em uma cadeira à nossa frente, com um caderno de anotações nas mãos. Depois de nos apresentarmos, ela perguntou o que nos levara até ali, e respondi que estávamos nos separando.

Começamos então a desabafar e contamos nossa história. Toda semana nos encontrávamos para melhorar a relação, ou decidir se de fato nos separaríamos. Ainda estamos em tratamento, pois, como a própria psicóloga diz, acabamos nos distanciando demais um do outro. E a culpa não é de ninguém, mas da vida, porque, logo que nos casamos, veio nosso filho e, depois, a doença. Com isso, ficamos apenas "apagando o incêndio" e nos afastando a cada dia.

Por mais que a gente se goste, há certas coisas que escapam ao nosso controle, e precisamos pensar no nosso filho. Ele, sim, é nosso maior tesouro.

A lição disso é que cada pessoa passa pela nossa vida por alguma razão. Aprendi muito com o Rodrigo, e ele certamente aprendeu algo comigo. Por isso, digo que vivemos, sim, uma história de amor. Com altos e baixos, mas também com amor. Temos um bem maior entre nós, e jamais desistiremos. Estamos juntos, e assim será até quando tiver que ser!

Nossa família continua completa! Somos seis: eu, meu marido, meu filho, nossos cachorros (Kate e Jack) e o mais novo membro da família, o Spark, um porquinho-da-índia que entrou em nossa vida porque o Thiago me pedia muito um irmãozinho. Segundo minha médica, eu até poderia tentar, mas ficamos com receio de que a doença avançasse com mais força, pois durante a gravidez os anticorpos vão todos para o bebê. Assim que ele nascesse, a doença poderia se fortalecer, ou até uma nova doença autoimune poderia aparecer, portanto, era arriscado demais. Assim, o Thiago entendeu que seus irmãos são os bichinhos, o que não deixa de ser outra maneira de amar e receber amor.

O que aprendi com tudo isso foi que não precisamos do outro para sermos completos; se você é feliz, é o que basta. Não precisamos agradar ninguém, coisa que eu tentei fazer durante muito tempo. Hoje sei que ficar sozinha, ter a sua liberdade de escolha, seu espaço, seus gostos e valores é muito bom. A felicidade nunca vai estar no outro, ela está em você mesma. Então, não importa estar casada ou solteira, você mesma se completa, e sempre pode contar com o apoio de amigos e familiares, além do próprio companheiro.

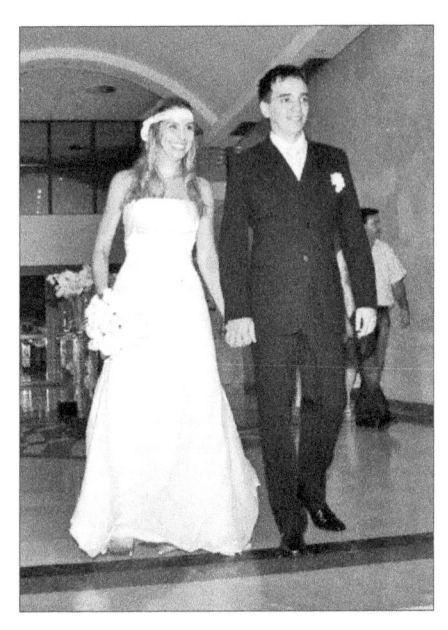

Nosso casamento, em 2009.

CAPÍTULO 7

O INSS: UM CAPÍTULO À PARTE...

Trabalho

Logo que fui afastada do trabalho para cuidar da doença (sempre pensava em voltar a trabalhar e nunca em me aposentar), imaginava que seria algo de curto prazo. Com o passar do tempo, a ficha foi caindo, e percebi que a empresa não iria me aceitar de volta, que eu precisaria encontrar outra forma de ganhar dinheiro e me realizar financeiramente. Mas o quê? Eis a questão.

Sempre trabalhei em agências bancárias: comecei no Unibanco, como caixa, e fui crescendo até me tornar gerente. Depois, passei pelo Citibank e, por fim, cheguei ao atual e último, o Santander.

Estava muito feliz e realizada, pois alcançara meu objetivo de sair da agência e trabalhar nas áreas internas da central; infelizmente, isso durou pouco por causa da mielite. Mesmo assim, fico feliz em ter conseguido, pois só quem trabalha em banco sabe como é difícil sair de uma agência e conseguir um posto interno — e eu consegui, com muito trabalho e sem desistir do objetivo.

Quando fui afastada do trabalho após minha primeira internação no Hospital Samaritano para tomar corticoide, tive que comparecer ao INSS para uma análise médica que comprovasse minha doença.

Isso era ridículo e humilhante, pois eu estava em tratamento no hospital, já possuía um laudo e mesmo assim fui obrigada a passar por um médico que nem me conhecia, nem sabia do meu histórico.

Enfrentei uma burocracia sem tamanho até conseguir a consulta com o clínico geral. Oras, se em meses eu havia passado em diversos especialistas, como agora, em uma única consulta, saberiam meu problema?

Foram horas de espera em um lugar estranho, em uma cadeira suja e dura, sem nenhum conforto. Entrei em uma sala levando todos os documentos, exames de sangue, ressonâncias, laudos médicos etc. Eu, com muita dificuldade para carregar os documentos, pois estava muito debilitada e com muletas, pedi que minha mãe pudesse entrar comigo, mas esse pedido foi negado. Além da humilhação, existia a falta de sensibilidade...

Um "dr. Estranho" mal olhou para minha cara e, após pedir meus documentos e laudo médico, perguntou: "O que você tem?".

(Vontade de rir, mas de nervoso...)

Respondi que tinha uma doença rara chamada mielite e ainda precisei explicar o que eu sabia sobre ela: doença autoimune. "Tenho uma inflamação na medula."

Fui orientada a aguardar na sala, do lado de fora. Frustrada e me sentindo um lixo, chorei muito. No total, foram quatro horas naquele lugar lotado de gente buscando uma solução como eu.

Depois de uma hora na sala de espera, chamaram novamente minha senha e me deram um envelope para entregar no trabalho. Obviamente abri o envelope e, para minha surpresa, minha licença médica teria validade de três meses! Se ainda precisasse de mais tempo, teria que voltar ao final desse período...

E assim foi por muitos meses. A cada trimestre, eu passava no INSS, e toda vez parecia pior. Eu mesma começava a avaliar a necessidade do meu afastamento por doença; pensava em trabalhar, mesmo debilitada. Mas eu não estava lá porque queria, e sim lutando contra um sistema altamente burocrático que muitas vezes dificulta o acesso ao benefício.

Em 2015, em uma das perícias médicas, o INSS me deu alta e levei um susto. Pensei: "E agora?".

Foi um show de empurra-empurra. O INSS deu alta, o banco não aceitou de volta uma funcionária que não estava curada, voltei para o INSS, passei por toda a humilhação de novo... Dessa vez, mais um afastamento, porém agora recebendo auxílio do INSS (um valor menor, é certo, mas depois de todo o meu desespero era superválido).

É realmente uma falta de respeito com o cidadão brasileiro. Eu ouvia falar, porém jamais imaginei tamanha desconsideração e ausência de amor ao próximo.

Nesse longo período de INSS, aprendi bastante. Sofri, tive raiva, me desesperei, conheci pessoas ruins e outras muito boas. Compreendi o verdadeiro significado de EMPATIA e SORORIDADE. Sim, muitas mulheres se solidarizaram com meu caso, não só as da minha família.

Em abril de 2018, recebi ao menos uma boa notícia: meu afastamento se daria por mais um ano. Em maio de 2019, eu receberia a resposta definitiva depois de toda essa luta. Se minha doença é autoimune e incurável, por que não posso me aposentar, uma vez que trabalhei por toda a minha vida?

Finalmente, essa data chegou: 3 de maio de 2019! E lá fui eu.

Já tinham se passado os cinco anos solicitados de licença para uma aposentadoria, e o nervosismo bateu dentro de mim. Um milhão de coisas passavam pela minha cabeça. E medo. Muito medo.

Infelizmente, o médico me deu alta. Nem ficou com o laudo da minha médica neurologista que me acompanha, simplesmente me devolveu. Meu mundo desabou de novo.

Uma semana depois dessa notícia, cheia de angústia por não saber o que o futuro me reservava, era a vez da consulta com o médico do banco. A decisão ficaria com eles: ou pediriam para eu retornar ao trabalho ou me mandavam novamente para o INSS.

Ao chegar ao banco, bateu uma nostalgia... que saudade! Como é difícil largar uma vida profissional (não por opção, mas sim por necessidade); comecei a olhar em volta, com aquelas mulheres bem-vestidas, de terninho e salto alto, e percebi que me sentia muito mais importante e respeitada naquela época do que hoje.

E, apesar de atualmente eu ser uma perfeita dona de casa, o que não é fácil, ninguém te valoriza como no trabalho FORA de casa. Ainda assim, sei que tudo tem um preço, e não ligo para o que os outros pensam ou deixam de pensar de mim. O que importa é poder estar com meu filho e vê-lo crescer de pertinho.

Voltando ao banco: fui até o terceiro andar, onde ficava o médico de retorno ao trabalho, e esperei para ser atendida. Nesse meio-tempo, recebi um e-mail do meu "chefe", que obviamente não conhecia (depois de tanto tempo afastada, não tinha nem como...). Ele se apresentou e se colocou à minha disposição, caso eu precisasse de alguma ajuda. Agradeci, comovida, e disse que eu o contataria após a consulta.

Eu estava de fato muito nervosa, com as mãos geladas. De repente, uma moça quase da minha idade apareceu e me chamou. Eu a acompanhei até sua sala e começamos a conversar. Ela atraiu minha atenção por ser muito bonita, bem magrinha, cabelos lisos, óculos de grau.

Logo no início da conversa, avisei que estava um pouco emocionada, pois fazia cinco anos que não voltava lá e que um filme passava em minha cabeça, de tudo que eu havia vivido no banco desde 2008. Foram muitas histórias e grandes conquistas!

Ela abriu um sorriso e respondeu que tinha certeza de que eu ainda viveria muitas histórias e conquista boas na vida; então, começou a consulta.

Chegou a hora de responder àquela mesma pergunta de sempre, sobre o que seria a minha doença. Respondi que tinha uma doença rara chamada mielite e, como acontecia na maioria vezes, esperei ela responder que não sabia do que se tratava. Mas, para minha surpresa, ouvi:

"Conheço muito bem essa doença, e também tenho uma doença rara e autoimune chamada esclerose múltipla."

Meu Deus! Até perdi o ar, porque isso só poderia ser um sinal divino.

Quando na minha vida, depois de tantos questionamentos, eu poderia imaginar que a médica do banco, a que decidiria meu futuro, teria o mesmo tipo de doença que a minha?

Ela entendia tudo o que eu sentia. Acreditava nas minhas dores, no formigamento, na incontinência urinária e em simplesmente TUDO o que eu relatava...

É impossível descrever a tranquilidade que senti!

Com meu atestado médico em mãos, ela disse que iria me ajudar na minha aposentadoria por invalidez, e me entregou mais um laudo para o retorno ao INSS. Me orientou a ter calma e paciência, pois o INSS, muitas vezes, não tem culpa da demora.

São coisas do sistema e também dos próprios médicos, que acabam desconfiando de alguns pacientes (e algumas vezes com razão, porque, infelizmente, existe muita gente que finge estar doente só para conseguir benefícios). Os honestos acabam pagando pelos desonestos.

A doutora iria passar o laudo ao meu chefe e explicar que não estava apta para retornar ao trabalho, pois lamentavelmente minha doença não tem cura.

Fiquei muito feliz de ter sido atendida por uma pessoa tão humana, mas não sei explicar direito tudo o que senti. Um misto de emoções: triste pela realidade em que vivo, mas feliz também em poder respirar aliviada diante daquele desfecho. É lógico que o que eu mais queria escutar era que estava curada e apta para o retorno ao trabalho, mas isso não era possível.

Enfim, acho que Deus sabe o que faz, e novamente entreguei minha vida em Suas mãos, pois tem coisas que não estão em nosso poder.

O jeito era aguardar a nova perícia do INSS, nesse período que podia ser de um a três meses de espera... e ficar sem receber salário, nem do INSS nem do banco.

Mais uma vez lá fui eu, com a esperança de um resultado positivo para minha aposentadoria. Mas não foi o que aconteceu. De novo. Decidiram aguardar outro ano para verem se eu estaria curada de vez.

Parece piada, mas ser doente no Brasil não é fácil. Ter que provar o tempo todo que você está doente não é para qualquer um. E eu não sou qualquer uma: fui escolhida a dedo para desenvolver essa doença e provar que tudo é possível na vida quando se tem tantas pessoas maravilhosas ao nosso lado. E sou grata a elas.

Há mais de cinco anos tenho passado por perícia médica no INSS a fim de provar que estou doente; o banco não me aceita de volta e joga para o INSS, enquanto o INSS me devolve para o banco. Isso é muito cansativo, acaba com a vida da pessoa, porque mexe muito com o psicológico, com o emocional. Quem passa por isso, em certos momentos, começa a se achar incapaz, que a vida não anda. A minha dica é contratar um advogado. Depois de tantas tentativas pelos meios normais, sem que nada fosse resolvido, procurei um advogado, pois não aguentava mais essa situação. Eu já tenho uma deficiência, já me sinto diferente de todos, tenho autoestima baixa, é muito duro ouvir a todo momento que sou incapaz de trabalhar.

Hoje eu aprendi que posso não conseguir exercer a atividade profissional anterior, mas a minha vida tem que seguir e posso fazer algo mais tranquilo, como costurar, vender bolos que eu mesma preparo e até escrever um livro. É preciso se sentir ativa e útil, essa é minha dica para qualquer pessoa que esteja passando por isso.

CAPÍTULO 8

DESISTIR JAMAIS!

A cada início de ano, sempre faço uma bateria de exames. Exame de sangue com hemograma completo, ressonâncias do crânio, tórax, abdômen, coluna cervical e lombar, tomografia do tórax, colonoscopia e exames ginecológicos. Vou tantas vezes ao hospital que até brinco com minha mãe, dizendo "Vamos passear hoje?".

Parece piada, mas é tão comum quanto ir a um shopping, por exemplo, porque não deixa de ser um "evento"! Acaba sendo gostoso, já que normalmente tomamos um café e olhamos a livraria que fica em frente ao hospital. Desse jeito, não fica tão ruim, aproveitamos todos os momentos, mesmo os difíceis.

Em 2019, fiz mais exames do que o habitual. Foi uma bateria sofrida — fiquei toda machucada nas veias, porque fui muito furada. Mas o sacrifício valeu a pena, como sempre, apesar de eu ficar extremamente tensa esperando pelos resultados… afinal, nunca se sabe o que pode vir.

E os resultados chegaram: em relação aos exames de sangue, estava tudo dentro do esperado (baixas taxas de algumas vitaminas, como a B12, algo bem normal) mas havia uma ótima notícia: a dra. Samira, minha neurologista, explicou que a inflamação da coluna diminuiu de C2 para C1, o que era muito bom. Segundo ela, a inflamação poderia ter avançado ou se mantido estável, mas diminuir era algo raro. Para completar minha alegria, a dra. Samira estava grávida, com um barrigão enorme, esperando seu segundo filho, e me disse com um sorriso no rosto que o nome do bebê seria Tiago, mesmo nome do meu filho. Disse a ela que era um lindo nome e ela respondeu "Também acho" e rimos juntas.

Perguntei a ela se suspenderíamos o uso do remédio imunossupressor, pois comecei tomando três comprimidos ao dia e já estava com apenas um. Eu temia desenvolver algum tumor por causa de tanta medicação. A dra. Samira me tranquilizou, dizendo que existiam estudos do uso do imunossupressor ao longo de dez anos, e que 95% dos pacientes não tiveram nenhum tipo de tumor.

Como tinha havido grandes melhoras e a dose que eu estava tomando era mínima, a dra. Samira preferiu manter a medicação, pois era muito arriscado interrompê-la de uma vez. Contudo, ela faria um processo gradual e me acompanharia mensalmente por meio de exames até a retirada completa, se fosse essa a minha vontade.

Nossa, que decisão tomar? Parar de tomar a medicação é algo que sempre quis e com que sempre sonhei, mas imaginar que eu poderia ter uma recaída e voltar a sofrer tudo o que já havia sofrido em hospitais era terrível... Então, decidi continuar com a medicação por mais um tempo, até me sentir segura para fazer o desmame, o que era inevitável.

Até hoje esse medo do passado me aflige, pois estou bem agora, e é isso que quero mostrar a vocês. Mesmo com uma carga tão pesada sobre os ombros — uma doença grave, rara e incurável —, ainda existe vida. E MUITA!

Às vezes, precisamos passar por uma série de coisas para entender que estamos no caminho errado, no trabalho errado, com pessoas erradas, alimentação errada, tudo errado. E que a mudança é necessária e muito boa. A vida muda o tempo todo, e a mudança pode ser para melhor.

Hoje sei da importância de ter uma excelente alimentação, meditar, cultivar um ambiente saudável, manter uma boa energia, procurar tranquilidade na mente e fazer exercícios físicos. Tenho consciência de que, nessa correria da vida louca e estressante, não paramos para cuidar de nós mesmos. E é preciso parar e se olhar. Mas tem um ditado que amo e que diz a mais pura verdade: "Pare para cuidar da sua saúde, senão será obrigado a parar para cuidar da sua doença". Simples assim.

Encerramos a consulta com o laudo médico para o INSS, ainda mantendo o afastamento do trabalho e pedindo a aposentadoria por invalidez, e combinamos um retorno no final do ano, para acompanhamento.

Na consulta com meu gastroenterologista, dr. Renato, levei o resultado do exame de colonoscopia, e ele me deu mais uma excelente notícia:

"Pelas imagens, você está ótima. Não aparece mais nenhuma inflamação no intestino grosso e você pode parar a medicação referente à retocolite ulcerativa, pois não tem mais essa doença ativa."

"A primeira doença já tinha ido embora, agora faltava a mielite também sumir", era o que eu pensava o tempo todo, pois era muito provável que a mielite tivesse surgido de uma inflamação mal curada — no meu caso, seria a inflamação do intestino grosso, a retocolite ulcerativa. Mas ninguém garante que seja isso, é apenas um hipótese.

Após o exame de toque, ele confirmou que não tinha nenhuma inflamação e que eu poderia ficar tranquila e comemorar essa grande e difícil conquista! Claro, cuidando sempre da alimentação, pois não é garantido que nunca mais aparecesse; tenho tendência a desenvolver a doença, e ela pode voltar.

Mas que alegria senti com aquela notícia! Eu queria sair pulando de felicidade! Eu achava que não tinha cura, mas escutar o contrário do meu médico foi maravilhoso. Mais uma vez, a felicidade e a gratidão por estar bem batiam à minha porta.

Lembro-me do primeiro dia em que me consultei com o gastro, quando eu mal conseguia sair do banheiro, com muita diarreia, e dessa vez simplesmente saí do consultório curada!

Agora sei que estou no caminho certo e vou continuar nele. Foi difícil, mas consegui e vou segui-lo até que todos os exames mostrem que estou curada. Da mesma forma que surgiram, irão desaparecer! Isso é o que tenho em mente o tempo todo, como um mantra. Não nasci com isso, simplesmente apareceu, então em algum momento ela terá que ir embora, da mesma forma que veio.

Você já dormiu em cima do braço e teve formigamento? Então, é assim que me sinto diariamente. Hoje para mim é normal viver com isso! Como dizem (e concordo), o corpo se acostuma com a nova realidade de vida. Tenho um controle de urina que não tinha, consigo dirigir um carro automático, tenho prazer no sexo, cuido da minha casa e do meu filho. Luto pela minha família do mesmo jeito que luto contra a doença. Acredito na CURA (mesmo que alguns digam não existir) e continuo com meus sonhos, acreditando no "sim"! Além de ver meu filho crescer e ser feliz, eu sonho em ter uma pousada na praia, um dos meus objetivos de vida desde a adolescência.

Aliás, é importante dizer que, com tudo que enfrentei, no começo da doença, era muito difícil eu conseguir sair de casa sem neuras. O medo era enorme, porque eu sempre queria descobrir se existiam banheiros nos lugares aonde queria ir e, depois de me certificar, ainda tinha que planejar quanto tempo demoraria caso precisasse chegar até lá. Não era fácil, principalmente sendo uma pessoa superativa, e só eu sei quantas vezes deixei de sair para não me sentir constrangida e quantas vezes saí e tive que voltar correndo para casa.

Éramos convidados para festas e mais festas, pizzarias, restaurantes, aniversários e incontáveis outros eventos sociais, que acabavam me entristecendo muito mais do que se pode imaginar... Poxa, eu queria muito acompanhar meu filho nesses lugares, mas só pensava no que de "ruim" poderia acontecer. Quantos convites deixei de aceitar por medo, vergonha, e quantas amizades perdi, pois muitas pessoas cansaram de me convidar e não entendiam pelo que de fato eu estava passando?

Ao longo do tempo, percebi que eu precisava retomar minha vida social, já que a doença estava lá e era importante eu me divertir apesar dela. Afinal, eu tinha um filho pequeno a quem mostrar o mundo e as coisas legais da vida.

Meu filho sempre foi compreensivo; mesmo tão pequeno, sabia pelo que eu estava passando. Ele me entendia e nunca dava escândalos, como qualquer criança que não quisesse ir embora no auge de uma festa.

Pelo contrário: certa vez, eu e ele fomos a uma festinha em um *buffet*. Os banheiros estavam todos ocupados, e, como ainda não tinha o controle da urina, acabei passando mal. Para uma mãe, não há dor maior que ver seu filho se divertindo e acabar com sua alegria, mas eu não poderia continuar ali. Simplesmente me abaixei e disse em seu ouvido que a mamãe precisava ir embora, que não estava bem... Meu Deus, que filho eu tenho! Em vez de fazer escândalo e chorar, ele simplesmente pegou minha mão e respondeu "Tá bom, mamãe".

Saímos e não nos despedimos de ninguém...

Essa foi só uma das situações complicadas que vivi ao sair. Muitas outras aconteceram, mas passei a frequentar locais onde sabia que não enfrentaríamos constrangimentos. Shoppings, por exemplo, além das vagas preferenciais, ainda contam com muitos banheiros.

Algumas pessoas me sugeriam o uso de fraldas, e eu invariavelmente ficava muito ofendida. Minha vontade era responder: "Use você!". Mas nem sempre eu comentava; somente com meu olhar, a resposta já era dada! Nunca usei fraldas, porque para mim parecia uma grande derrota. Era como assumir que de fato eu não tinha controle sobre mim mesma, e isso eu jamais iria aceitar. Pensava que, ao usar fraldas, iria me acomodar, me entregar e nunca mais ter o controle das minhas ações. Eu preferia passar alguns apertos, e para mim era a melhor decisão a ser tomada.

Assim como quando saímos com um recém-nascido, eu sempre andava com uma troca de roupas e lenços umedecidos na bolsa. Ao chegar a algum lugar, logo perguntava onde ficava o banheiro e, se fosse em um restaurante, sempre pedia uma mesa próxima.

E assim retomei minha vida social... Não deixava mais de sair, e se fosse uma viagem (longa ou curta) já ia preparada: vestia uma saia, calçava chinelos, levava uma toalha, uma troca de roupa, lenços umedecidos. Foi como voltei a me sentir viva!

Já parei muitas vezes na estrada, mesmo com gente no meu carro. Tentava segurar, mas, quando não dava, pedia para estacionar no acostamento, abria as duas portas do carro (a da frente e a detrás, fazendo uma cabana) e me abaixava.

Com isso, não deixava mais de sair e de aproveitar — ia toda equipada, mas ia. Acho que conheço todos os banheiros da cidade e dos arredores, o que hoje me faz rir!

Algumas vezes, tinha a sensação de estar defecando nas pernas, mas era só imaginação, talvez pelo pavor de que isso acontecesse... Com o passar do tempo, fui melhorando e aprendendo a ter mais controle.

Se queria ir a um show, não pensava duas vezes e encarava. Passei por algumas situações constrangedoras, porque as mulheres achavam que era mentira a minha história da incontinência quando eu pedia para furar a fila do banheiro, mas fazer o quê? As pessoas (não todas, mas a maioria) não são compreensivas e infelizmente não entendem uma urgência. Então, já ia preparada para qualquer situação. E tudo bem, pois era melhor do que perder algo que queria muito ver e viver!

A mielite transversa me ensinou muitas coisas. Sou outra pessoa: mais humana, mais calma, mais compreensiva. Procuro não julgar ninguém e aproveitar ao máximo o presente, vivendo intensamente cada minuto. É uma pena termos que passar por dificuldades para sermos assim.

Mesmo com uma doença incurável, consegui realizar grandes sonhos, como escrever este livro e fazer uma viagem em família para Orlando, na Flórida. Dá para imaginar, mesmo com tudo isso, uma pessoa realizando o sonho de ir para os Estados Unidos? Pois bem, era um grande sonho levar meu filho para a Disney, e eu consegui.

Tive vários perrengues nessa viagem, mas tudo valeu muito a pena! Perceber a felicidade nos olhinhos do meu filho, a alegria ao encontrar todos os personagens "reais", como o Pluto, o Tico e o Teco, o Mickey, entre outros (ele achava mesmo que eram de verdade), isso superava qualquer obstáculo! E poder acompanhar o crescimento dele, mostrar um pouco desse mundão a ele, isso tudo não tem preço, e agradeço muito por estar viva e aproveitando todos esses momentos incríveis ao seu lado.

O que quero dizer com tudo isso?

Existe muita vida, mesmo com grandes dificuldades. Você pode e deve ir atrás de seus sonhos.

Como mencionei, um dos maiores prazeres da minha vida era dirigir, graças à liberdade de ir sozinha a qualquer lugar e à independência que ela proporciona. Conforme fui recuperando o andar (ainda é muito complicada a locomoção, pois tenho fadiga e espasmos frequentes com risco de queda), aos poucos voltei a sair sozinha, e o transporte público se tornou meu aliado. Também não foi fácil, porque os ônibus têm degraus bem altos para entrar e sair, e, além da espera, muitos pontos não possuem bancos, então é preciso ficar em pé aguardando a condução, sem banheiros ao redor. Acho um erro uma cidade tão grande como São Paulo ter tão poucos banheiros públicos, e os que tem, são horríveis e sujos.

Passei a tentar o metrô. Melhor por não haver tantos degraus, mas existe a questão da velocidade: por não ter muito equilíbrio, bastava uma brecada inesperada e eu caía. Para piorar, nem sempre eu encontrava bancos disponíveis e, como minha doença não era compreendida com tanta facilidade, as pessoas dificilmente me cediam o lugar.

Mas aí voltamos aos carros! Graças a Deus, existem modelos automáticos. São mais caros, mas existe uma lei que concede até 30% de desconto a pessoas com deficiência física ou portadores de alguma doença listada pelo governo, além de isenção de rodízio e IPVA.

Isso foi tudo para mim! Poderia voltar a dirigir! Então tirei a carteira de motorista para pessoas com deficiência física: fiz aulas e passei em médicos para provar de novo que sofria de uma doença e não estava mentindo, e consegui a carta.

Mesmo com muita dificuldade, também consigo dirigir carros manuais; não sinto os pedais direito por causa do formigamento e da sensibilidade, principalmente no caso da embreagem, mas nada que um bom treino não resolva. Com certeza os automáticos me dão muito mais segurança!

Qualquer pessoa precisa dessa liberdade de ir e vir, e o carro pode dá-la para quem tem limitações físicas. Pode ser suas pernas!

Agradeço à vida, aos lugares maravilhosos que conheci e às pessoas que fazem a diferença neste mundo! Essas pessoas que olham para o próximo e não julgam se estão de cadeira de rodas, se mancam, se não têm um braço. Essas que tratam os outros de igual para igual merecem todo o meu respeito, pois são, sim, especiais. Porque ninguém sabe o futuro, e, quando menos se espera, pode acontecer com você, assim como foi comigo:

De repente, mielite.

"NÓS"

Sabe o ditado que diz "se não está bom, então muda?". Eu mudei. Deus me deu mais vida, então ela não pode ser triste e ruim, precisa ser boa e feliz. Decidimos vender nosso apartamento de São Paulo e iniciar uma nova vida em outro lugar, pois acredito em novas energias, um ambiente novo, como um recomeço. Um tempo atrás, tentamos vender o apartamento, mas não recebemos nenhuma proposta, e dessa vez foi diferente. Talvez tivesse chegado a hora certa.

Logo na primeira visita, veio uma ótima proposta, vendemos o imóvel e tínhamos apenas um mês e meio para encontrar um novo lar.

Em minha cabeça, passaram várias ideias, como cada um seguir o próprio caminho com sua metade do dinheiro ou comprar algo juntos e recomeçar, mas eu

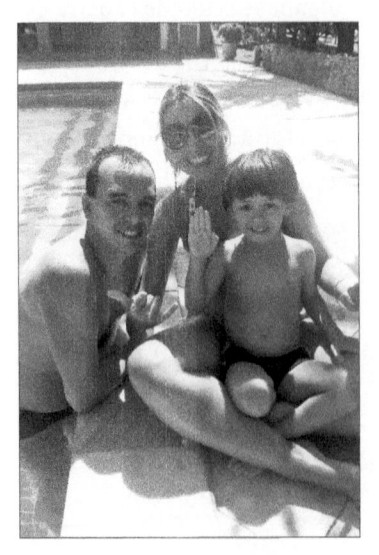

Eu, meu marido e meu filho, nós.

não queria fazer nada às pressas. Foi aí que surgiu a ideia de morar no litoral de São Paulo, onde tínhamos um apartamento recém-adquirido.

No meio dessa correria da vida, meu remédio acabou e fiquei de comprar mais, mas um dia se passou, depois dois, três... Quando dei por mim, estava sem a medicação havia um mês, e me sentia bem, então continuei assim. Como já havia reduzido muito a dose e conversado com minha médica, fiquei tranquila e segura de suspender o remédio — mas, claro, sempre com acompanhamento médico e exames.

Então lá fui eu fazer uma mudança. Tínhamos muitas coisas que nem usávamos, e mesmo doando boa parte ainda foi uma mudança bastante difícil e exaustiva, mas conseguimos.

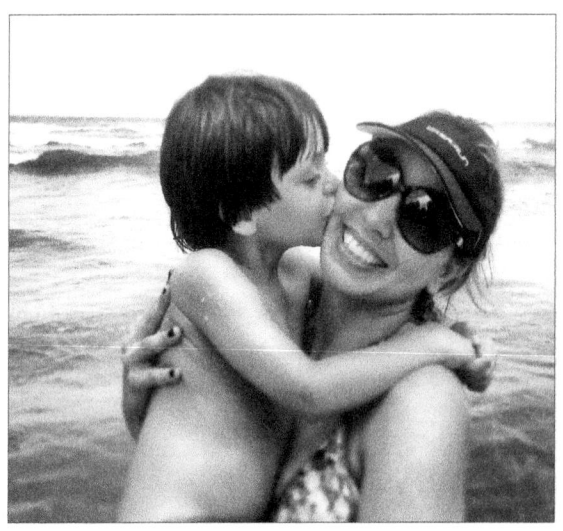

Eu e meu amor, meu filho Thiago.

Era um período de férias escolares, e eu tinha um mês para procurar uma nova escola para meu filho e organizar tudo. E, de novo, Deus colocou anjos disfarçados de pessoas em nosso caminho.

A Juliana e a Daniela moravam no mesmo prédio para onde nos mudamos. Ficamos amigas por causa de nossos filhos, pois são todos meninos, de idade aproximada, apaixonados por futebol, surf, skate e torcedores do Santos. A Ju tem três filhos, uma adolescente e dois gêmeos da mesma idade do meu filho; a Dani tem apenas um, como eu.

Imagine a festa: os meninos se adoram, às vezes, brigam, mas logo estão brincando novamente. Viramos grandes amigas, para nos ajudar, dar conselhos, tomar um vinho e também para estimular uma à outra a se cuidar, já que a Dani é professora de yoga (falei dela anteriormente, ela dá bastante atenção à alimentação e aos exercícios físicos, e hoje sei como é importante manter hábitos saudáveis).

Hoje também faço aulas de treinamento funcional e yoga com a Verena, uma mulher linda de 35 anos (temos quase a mesma idade) e mãe de dois filhos. Minha médica certa vez disse que dificilmente eu conheceria alguém com mielite, mas para minha surpresa isso aconteceu. Verena apareceu em minha vida na cidade do Guarujá, quando entrei em uma bela loja de biquínis da qual ela é dona, e me tornei uma de suas principais clientes.

Ela é amiga das meninas, a Ju e a Dani, uma grande coincidência — ou não, pois creio em destino também. Um ano antes, recebeu diagnóstico de mielite, que acredita ter sido desencadeada por uma inflamação de garganta (ela conta um pouco de sua história no próximo capítulo). Nossos filhos estudam na mesma escola e também se tornaram amigos. Acredito que tínhamos que nos conhecer e trocar experiências sobre nossa luta contra a mielite, fortalecendo uma à outra. Fico muito feliz em vê-la bem e acredito que ela também fique feliz em me ver assim.

A experiência de morar no litoral está sendo incrível: enquanto os meninos estão na escola, posso caminhar na praia, onde me sinto melhor, provavelmente por tomar mais sol, pela vitamina D, o que faz muito bem para a saúde. Os meus *dogs* também adoraram a mudança: caminho com eles no calçadão da orla da praia e sentimos a brisa do mar quase todos os dias. Eles amam!

Existe um tratamento à base de grandes doses de vitamina D. Dizem que tem um resultado ótimo e rápido, sem uso de corticoide, mas minha médica é contra o uso excessivo de qualquer tipo de medicamento, pois acredita que a pessoa se torna dependente da substância e incapaz de suspender seu uso sem enfrentar grandes dificuldades e inúmeros problemas colaterais. Como dizem, melhora uma coisa e piora outra, por isso não me interessei. Em compensação, tomo bastante sol agora no litoral.

À noite é uma quietude só... Há muito silêncio, não escuto gritarias, ônibus, nada; só de vez em quando ouço o apito dos navios saindo do porto de Santos. É um lugar excelente para descansar. A vida aqui é simples, e aprendi que não precisamos de muito, pois o pouco já é suficiente.

Hoje eu levo uma vida tranquila, com muito contato com a natureza, água de coco, sol, mar, praia, sem o estresse da vida em São Paulo, sem o trânsito, sem aquela correria louca. Tenho que contar uma coisa que aconteceu recentemente, quando recebi da editora o conteúdo desse livro pronto: fiquei tão feliz, que o reli inteiro, fazendo os últimos retoques para a publicação, mas eu acabei sentando em cima do meu pé esquerdo. E aconteceu algo que jamais iria imaginar.

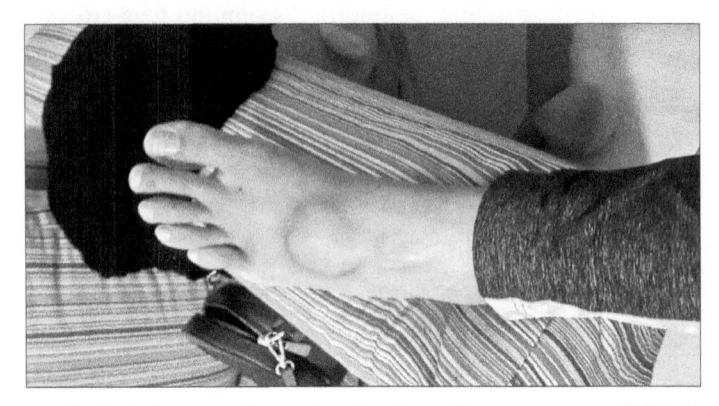

Resultado de ficar sentada em cima do pé quando não se tem sensibilidade.

Pois é, quando fui me levantar, notei uma bola enorme em cima do meu pé, o mesmo que tinha operado do esporão. Que susto! O que eu fiz? Que medo...

Foi uma enorme luxação, uma veia estourou e sangrou por dentro, fazendo essa bola gigante, dura e dolorida.

Como tenho sensibilidade alterada, não senti dor e fiquei sentada em cima dele durante muito tempo. Qualquer pessoa normal teria sentido dor e tirado rapidamente, mas eu não. Graças a Deus não tive que operar e nem fazer drenagem; apenas com compressas de bolsa quente e fria, pomadas e fisioterapia, ele está voltando ao normal. Quis contar essa história, porque, se você também tem sensibilidade alterada, tem que tomar muito cuidado. É muito fácil nos machucarmos sem perceber. A minha perna é toda roxa por conta disso, e eu já quebrei o dedinho do pé duas vezes de tanto bater e não perceber. O cuidado tem que ser redobrado.

Acho que tudo está dando certo. Mudar às vezes traz medo, insegurança e, no começo, senti um pouco disso. Mas o medo foi passando, bem como a insegurança. Hoje amo o silêncio, essa tranquilidade toda que a praia traz, e agora, nos períodos de alta temporada, quando tem muita gente, muito barulho, fico até incomodada.

Mudar às vezes é preciso. Não tenha medo da mudança, tenha medo de não mudar. Nossa mente é poderosa: quando você se sente bem e feliz, tudo fica bem também e vai se encaixando.

Hoje estou aqui, amanhã não sei, então vou viver intensamente meus dias: acordar, olhar para esse mar incrível (que me traz uma força enorme, uma energia maravilhosa), conhecer novas pessoas, outros lugares, e aproveitar muito esses dias, sempre agradecendo a Deus por estar viva.

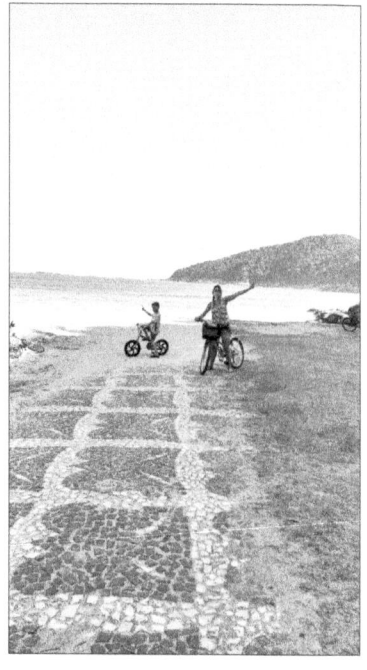

Saí da cadeira de rodas e hoje ando de bicicleta, mesmo sem sentir direito as pernas. O comando vem da mente. Acredito sempre no "SIM"!

VERENA, UMA AMIGA QUE TAMBÉM TEM MIELITE, CONTA SUA HISTÓRIA

Tudo começou em agosto de 2018; eu estava com 33 anos, uma ótima saúde, uma vida bem ativa, um casal de filhos lindos (na época a Luisa tinha 10 anos e o Yuri, meu caçula, tinha 5 anos), um divórcio superado, um bom crescimento na minha empresa, enfim, estava com uma vida corrida, porém tudo dentro de uma rotina normal.

Perto da primeira semana do mês, fui acometida por uma inflamação na garganta, algo que era incomum para mim e que me debilitou muito. Tive muita febre e dores no corpo, então fui ao pronto-socorro, onde o médico me receitou um antibiótico e, no final, tudo ficou bem. Uma semana depois, comecei a sentir

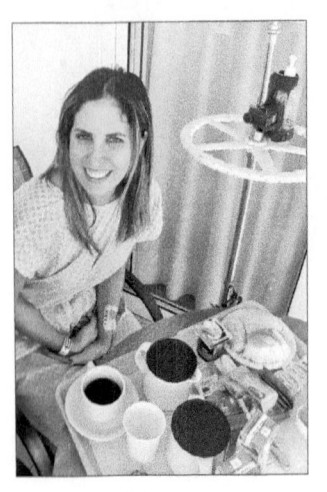

Verena.

minha urina "estranha" e achei que o antibiótico tinha baixado minha imunidade, causando uma infecção de urina, algo novo também, pois eu nunca havia tido infecções desse tipo. Também sentia uma dor forte na lombar e, uns dois dias depois, comecei a ter dificuldades para urinar, uma sensação estranha como se eu não soubesse mais como fazer xixi.

Essa dificuldade foi aumentando até que, quatro dias depois de os sintomas terem começado, parei de urinar completamente. Não tinha mais o controle sobre isso e, na minha ignorância, achando que poderia estar com um cálculo renal entupindo o canal da urina, resolvi beber muito líquido naquele dia; o grande problema foi que a bexiga encheu mas o xixi não saiu, então precisei ir às pressas ao pronto-socorro, onde os médicos, vendo meu sofrimento, passaram uma sonda de alívio para que a urina saísse.

Expliquei ao médico o que estava sentindo e infelizmente ele não soube me dar uma resposta (moro no Guarujá, e aqui temos um sistema de saúde famoso por erros médicos e pela falta de estrutura hospitalar). Ele queria que eu fizesse um ultrassom, mas o aparelho estava quebrado e ele me mandou pra casa. Só que, antes de me dar alta, ele receitou que eu tomasse uma bolsa enorme de soro. Pensei comigo: "Como esse soro todo vai sair se não consigo urinar?". Resolvi não tomar.

Naquele momento, liguei para minha mãe, que mora em São Paulo, e lhe expliquei o que estava acontecendo. Na mesma hora, ela telefonou para um urologista amigo nosso, um anjo que Deus colocou em nossa vida. O dr. Carlo Passeroti, um médico com um coração como o de poucos, já havia feito algumas cirurgias em meu filho caçula e acabamos nos tornando amigos. Quando minha mãe lhe contou os sintomas que eu apresentava, ele recomendou que eu fosse imediatamente para São Paulo, ao

Hospital Alemão Oswaldo Cruz, onde um médico da equipe dele estaria à minha espera.

E assim fiz. Foi o tempo de passar em casa para trocar de roupa e sair correndo para São Paulo, pois estava com medo de a bexiga encher de novo no meio do caminho. Quando cheguei ao hospital, fiz a ficha normalmente e já estava na sala do plantonista para ser avaliada quando o médico assistente do dr. Carlo chegou, com vários pedidos de exames e a guia para minha internação. Aquilo me assustou muito — eu imaginava que tinha um cálculo impedindo a passagem da urina, que era algo simples, pois iriam desentupir o canal e eu iria para casa.

Ainda no pronto-socorro, passaram a sonda de alívio novamente, fizeram exames de sangue e urina e me encaminharam para uma ressonância magnética da coluna inteira. Fiquei sem entender nada, questionei o médico e até achei engraçado ter que fazer um exame da coluna quando estava com problema na bexiga. Foi quando o médico me explicou que desconfiavam que meu problema fosse neurológico, e, quando penso em como foram certeiros na suspeita do problema, meu coração se enche de gratidão pela oportunidade de ter sido atendida por pessoas tão competentes.

Já internada, começaram a chegar os resultados dos exames: sangue, tudo negativo; urina, tudo negativo; então veio o da ressonância, e lá estava a suspeita do médico concretizada na forma de uma "mielite medular de cauda equina". Nunca tinha ouvido nenhuma daquelas palavras, mas sentia a tensão que se instalou naquele quarto de hospital. Não fazia ideia da gravidade do problema, e é aí que entra o segundo anjo dessa história, o neurologista dr. Diogo Haddad, que vinha ao meu quarto todos os dias, e com o passar do tempo fui entendendo tudo o que aquela doença poderia causar.

Nos primeiros cinco dias internada, usando uma sonda, comecei um tratamento chamado pulsoterapia, que são altas doses de corticoide administradas na veia, com efeitos colaterais fortes que me debilitaram bastante e baixaram significativamente minha imunidade. Depois desse período, resolveram tirar a sonda para testar como estava minha bexiga, dizendo que eu teria que continuar usando por um bom tempo todas as vezes que fosse urinar. Por algum motivo inexplicável, consegui fazer xixi normalmente; ninguém entendia, mas o xixi voltou a sair. Ainda não sentia a bexiga, nem quando ela estava cheia, mas só de conseguir urinar já era uma vitória.

Foram feitas centenas de exames para tentar identificar a causa de tudo aquilo, mas descobrimos apenas que um vírus tinha entrado na medula e causado a mielite. Até hoje não descobrimos que vírus foi esse.

Após quinze dias de internação, recebi alta e fui para casa, milagrosamente sem sequelas, apenas com uma dor na região lombar que dura até hoje, mas que já melhorou muito com a ajuda de uma grande amiga chamada Dani. Ela aceitou o desafio de me reabilitar e dedicou seu tempo a me auxiliar no fortalecimento dos músculos que seguram a lombar, aliviando muito a dor.

Que alegria poder sair daquele hospital, que alegria poder voltar para os meus filhos, para a minha casa. Graças à bondade e à misericórdia de Deus e à capacidade dos médicos em diagnosticar uma doença rara de forma rápida e certeira no tratamento, sou um dos únicos casos de pessoas que tiveram mielite e saíram sem sequelas, sou a parte da história que teve um final feliz pós-mielite. Agradeço a Deus, aos meus amigos que estiveram ao meu lado, aos meus filhos, à minha família e a esses médicos incríveis que salvaram minha vida.

DEPOIMENTOS

1. Terapeuta Marcia

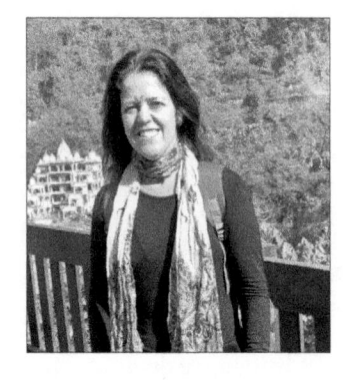

Conheci a Carla alguns anos antes de ela ter o diagnóstico de mielite. Apesar de tantas lutas, o sorriso largo ainda continua com ela, e isso é muito positivo para sua jornada. Estamos apenas começando esta vivência juntas, com o objetivo de introduzir a Ayurveda em sua vida. Além das alterações na alimentação, que é um dos pilares da Ayurveda, temos o estilo de vida, o respeito ao ambiente, as estações do ano, a natureza e, a característica principal e mais impactante, conviver e lidar bem com as emoções. A Carla se mostrou bastante envolvida com a terapia, tendo participado comigo de uma consulta com um médico indiano e iniciado os procedimentos ayurvédicos, como *abhyanga* (massagens com óleo aquecido), *shirodhara* (fluxo de óleo morno contínuo na testa) e *nasya* (óleo administrado nas narinas). Além disso, foram indicados a ela programas de *bastis* (enemas via retal) e, principalmente, pelo menos dois anos seguidos de programas de *panchakarma* (processo de desintoxicação profunda), ambos ainda a serem realizados. Acredito que este seja apenas o começo de uma longa, bonita e transformadora caminhada. Torço para que a Ayurveda faça parte de seu dia a dia e lhe traga todos os benefícios desta milenar ciência da vida! *Namastê*, querida!

Márcia Blekaitis Ribeiro
Terapeuta ayurvédica

2. Fisioterapeuta Agnes

Escrevo não para falar de uma paciente com mielite transversa, mas para falar sobre uma das mulheres mais fortes que conheci. Quando a Carla veio me procurar com todas as suas dificuldades motoras, sensoriais e de controle, o que me chamou a atenção foi aquele sorriso estampado no seu rosto e seu olhar cheio de esperança.

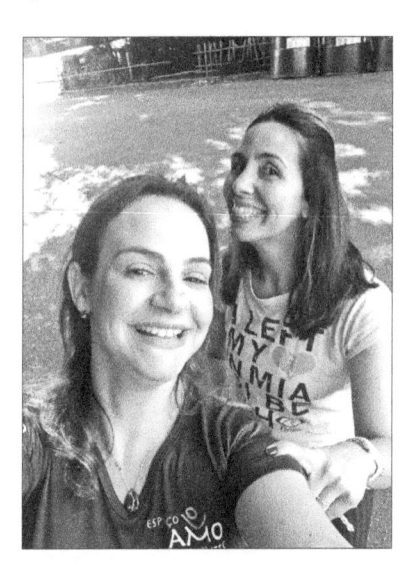

Nosso trabalho não foi nada fácil: 10 minutos de exercícios e seu corpo entrava em fadiga; às vezes, ela desanimava, mas logo se via o sorriso novamente. O corpo começou a responder, e os 10 minutos viraram 30 e agora os exercícios duram 55 minutos. Fizemos um enorme progresso, e ainda há muito pela frente.

Acompanhei as várias fases desse processo. Não foi fácil, foi exaustivo, exigiu não apenas força física mas também emocional; era como matar um leão por dia, porém toda vez ela chegava com aquele sorrisão e mostrava que estava aprendendo a enfrentar e conviver com a fera.

Minha querida amiga, que seu caminho seja de luz, pois você é um exemplo de força e coragem. Tenho muito orgulho de você.

Como sempre digo, você tem potencial. Sorria muito!

Agnes Bronzatti

LAUDOS

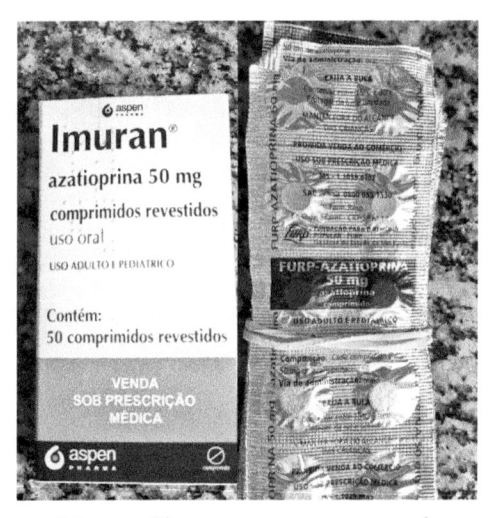

Meus remédios, imunossupressores, um da farmácia e outro do posto de saúde.

Hospital Santa Catarina

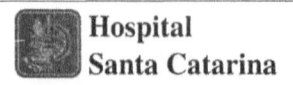

SERVIÇO DE ENDOSCOPIA DIAGNÓSTICA E TERAPÊUTICA

NOME: CARLA MASSA
IDADE: 26 DATA: 04/12/2009
MÉDICO SOLICITANTE: Dr. (a) CARLOS DI TOMMASO
PROCEDIMENTO: COLONOSCOPIA

IMPRESSÃO DIAGNÓSTICA:

RETITE Á ESCLARECER

DESCRIÇÃO DO EXAME:

INTRODUÇÃO E PROGRESSÃO DO APARELHO ATÉ O ÍLEO TERMINAL(FOTO1), SEM DIFICULDADES TÉCNICAS. A MUCOSA DO ÍLEO APRESENTA-SE COM PADRÃO USUAL.

A PAPILA ÍLEO-CECAL APRESENTA-SE ANATOMICAMENTE PRESERVADA E DE FÁCIL INTUBAÇÃO (FOTO 2).

OS DIVERSOS SEGMENTOS CÓLICOS E O RETO DEMONSTRAM MOBILIDADE E EXPANSIBILIDADE CONSERVADAS. A MUCOSA É LISA, COLORAÇÃO RÓSEA CLARA COM TRAMA SUBMUCOSA PRESERVADA (FOTOS 3 e 4)

NOTA-SE EM RETO DISTAL A PRESENÇA DE PROCESSO INFLAMATÓRIO CARACTERIZADO POR MÁCULAS ERITEMATOSAS E ALGUMAS EROSÕES FUSIFORMES RECOBERTAS POR ESXUDATO DE FIBRINA (FOTO 5). FORAM REALIZADAS BIÓPSIAS E ENCAMINHAMOS PARA AP

DR RENATO LUZ CARVALHO
C.R.M.: 83688

www.hsc.org.br
Av. Paulista, 200 - Bela Vista - São Paulo - SP - CEP 01310-000 - tel 11 3016-4133 - sac@hsc.org.br

Onde tudo começou.

Nome: Sr(a). CARLA MASSA
Solicitante: Dr(a). PEDRO CAMILO DE ALMEIDA PIMENTEL
Data: 03 de maio de 2013
Nº. 0712636901

RESSONÂNCIA MAGNÉTICA DE COLUNA CERVICAL E DORSAL

TÉCNICA:

Exame realizado através das técnicas Turbo Spin-Eco, com aquisições multiplanares e imagens ponderadas em T1 e T2, sem e com a administração do meio de contraste paramagnético endovenoso.

ANÁLISE:

Transição craniovertebral sem anormalidades.
Retificação da lordose cervical e acentuação da cifose torácica na posição do exame.
Corpos vertebrais alinhados, com alturas conservadas e osteófitos marginais.
Hipoidratação discal esparsa, com predomínio no segmento cervical e dorsal médio.
Prováveis depósitos adiposos e / ou hemangiomas incidentais esparsos.
Nível C5-C6: Mínima protrusão discal posterior difusa, causando leve impressão dural.
Nível C6-C7: Protrusão discal posterior com discreto predomínio lateral direito deformando levemente o saco dural. Discreto espessamento ligamentar amarelo causando impressão dural posterior
Níveis D3-D4 e D4-D5: Protrusões discais posteriores de predomínio central causando leves impressões na face ventral do saco dural.
Nível D5-D6: Discreta protrusão discal posterior paramediana direita, sem repercussões.
Níveis D6-D7 e D7-D8: Discretas protrusões discais posteriores de predomínio central, causando leves impressões na face ventral da medula espinal.
Focos de alteração de sinal na medula espinhal, sem efeito atrófico ou tumefativo significativos, mais evidentes na porção póstero-central da medula ao nível de C6, C7 e D1, com leve realce pós-contraste. Há também focos de hipersinal em T2 nos funículos anterolaterais bilaterais da medula nos planos de D3 e D4, D6 e D7, sem nítido realce pós-contraste. Embora de caráter inespecífico, admitindo amplo diagnóstico diferencial, deve-se considerar a possibilidade afecção desmielinizante ou inflamatória. Conveniente correlacionar com dados clínicos e demais exames complementares.
Restante da medula espinhal sem alteração significativa.
Articulações interapofisárias anatômicas.
Musculatura paravertebral de arquitetura e comportamento de sinal normais.

Exames anteriores indisponíveis para comparação.

Laudado por DraCELI SANTOS ANDRADE CRM - 126822   Assinado por DR.LEOHARDO G. GUTIERREZ CRM: 90818
Exame documentado em filmes e CD.

HOSPITAL SÍRIO-LIBANÊS

Nome: Carla Massa Fernandes
Sexo: Feminino **Idade:** 36 Anos **Data de Nasc.:** 02/01/1983
Prontuário: 2434604 **Data do Exame:** 24/02/2019
Medico solicitante: Dr.(a) Samira Luisa dos Apostolos Pereira - CRM-105734

RESSONÂNCIA MAGNÉTICA DA COLUNA CERVICAL E TORÁCICA

Técnica:
Exame realizado pelas técnicas fast spin echo e gradient echo, obtendo-se sequências ponderadas predominantemente em T1, T2 e T2*, em aquisições multiplanares, antes e após a administração do meio de contraste endovenoso paramagnético (gadolínio).

Análise:

Transição craniovertebral sem alterações.

Processo odontoide centrado e com contornos regulares.

Retrolistese de C6, degenerativa.

Acentuação da cifose dorsal.

Corpos vertebrais com alturas e sinal da medular óssea conservados, apresentando esboços osteofitários marginais em C6 e C7, assim como no segmento torácico.

Não há sinais de fraturas ou lesões ósseas focais com características agressivas.

Discopatias degenerativas multissegmentares caracterizadas por hipo-hidratação e redução da altura discal habitual.

Nível C4-C5: Hipertrofia degenerativa uncovertebral direita.

Nível C6-C7: Abaulamento discal, comprimindo o saco dural, com componente assimétrico proeminente paramediano / foraminal direito, tocando a raiz emergente C7 direita. Associa-se hipertrofia degenerativa uncovertebral direita contribuindo para a redução deste forame.

Níveis D2-D3 a D7-D8: Pequenas protrusões discais posteriores exercendo impressão dural.

Demais níveis sem abaulamentos ou protrusões discais significativos.

Articulações interfacetárias e restante das uncovertebrais de contornos regulares.

Diâmetros normais do canal vertebral e dos demais forames intervertebrais.

Lesão longitudinalmente extensa acometendo o funículo posterior da medula espinhal, com alteração do seu sinal, estendendo-se de C3 a D1, sem efeito tumefativo ou realce significativo meio de contraste.

Lesões longitudinal e antes e extensas acometendo as folículos anteriores e laterais da medula espinhal no segmento torácico, estendendo-se de D3 a D7, sem realce ao meio de contraste.

Musculatura paravertebral posterior sem alterações.

Ausência de realces anômalos ao meio de contraste no interior do saco dural.

HOSPITAL SÍRIO-LIBANÊS

Nome: Carla Massa Fernandes
Sexo: Feminino **Idade:** 36 Anos
Prontuário: 2434604
Medico solicitante: Dr.(a) Samira Luisa dos Apostolos Pereira - CRM-105734
Data de Nasc.: 02/01/1983
Data do Exame: 24/02/2019

RESSONÂNCIA MAGNÉTICA DO CRÂNIO

Contexto clínico: Antecedente de mielite transversa.

Técnica:
Exame realizado pela técnica de spin-eco pesada em T1 antes e após a administração endovenosa de contraste paramagnético (gadolínio), sequência volumétrica pesada em T1 pós-contraste, técnica de turbo spin-eco pesada em T2, técnica de FLAIR, técnica de gradiente eco pesada em T2* e técnica de difusão; com aquisição multiplanar.

Análise:
Sistema ventricular de morfologia e dimensões normais.
Cisternas basais, fissuras encefálicas e sulcos corticais de amplitude habitual.
Raros focos puntiformes com hipersinal nas sequências T2/FLAIR esparsos na substância branca dos hemisférios cerebrais, sem efeito expansivo, restrição à difusão ou impregnação pelo meio de contraste, inespecíficos.
Restante do parênquima encefálico de morfologia e características de sinal conservadas.
As imagens sensíveis à difusão não evidenciaram restrição à movimentação das moléculas de água.
Não se evidenciam áreas de realce anômalo após a injeção endovenosa de contraste paramagnético.

Opinião:
Raras focos puntiformes esparsos na substância branca dos hemisférios cerebrais, inespecíficos.
A análise comparativa com o estudo anterior de 29/01/2018 não demonstra alterações evolutivas significativas.

São Paulo - Hospital Sírio-Libanês - Telefone: +55 (11) 3394-0200 - Resp. Técnico: Dr. Fernando Ganem - CRM/SP 62144
portalpaciente.hsl.org.br   www.hsl.org.br

Nome: **Sr(a). CARLA MASSA**
Solicitante: Dr(a). MARCELO PIRES PRADO
Data: 02 de abril de 2012
Nº. 0600286715

RESSONÂNCIA MAGNÉTICA DO TORNOZELO ESQUERDO

TÉCNICA:

Exame realizado através da técnica Turbo-Spin-Eco, com imagens ponderadas em T1 e T2, sem a injeção do meio de contraste paramagnético (gadolínio).

ANÁLISE:

Lesão osteocondral na região medial do domus talar medindo 1,6 x 0,8 centímetros, com profundidade de 0,4 cm, associado a pequenos cistos / focos de edema ósseo subcondral adjacente.
Hipertrofia osteocapsular da talonavicular dorsal, predominando no aspecto lateral.
Demais estruturas ósseas com morfologia e sinal da medular conservados.
Pequena quantidade de líquido na tíbio-talar.
Tendinopatia inframaleolar dos fibulares, predominando no fibular curto, apresentando pequena fissura longitudinal intratendínea.
Músculo e tendão fibular quarto (variação anatômica).
Demais tendões sem particularidades.
Discreto espessamento do ligamento talofibular anterior.
Demais complexos ligamentares íntegros.
Fáscia plantar espessura e sinal preservados.
Planos musculares anatômicos, sem evidência de lesão.

Laudado por Dr. FREDERICO CELESTINO MIRANDA CRM - 127191 Assinado por

DR. FREDERICO CELESTINO MIRANDA CRM:127191

Exame documentado em filmes e CD.

CONSULTORIO MEDICO DE NEUROLOGIA - Dra. Samira Apóstolos CRM 105734

Pedido Médico

Paciente: CARLA MASSA FERNANDES

RELATÓRIO MÉDICO

Atesto para os devidos fins que a paciente Carla Massa Fernandes é portadora de retrocolite ulcerativa + mielite inflamatória com ressonância de coluna torácica com captação de contraste, demonstrando atividade da doença, desde 2013 apresenta recorrência de surtos da doença com incapacidade funcional devido a paraparesia e força muscular grau III MID e GIIV MIE, bexiga neurogênica com incontinência urinária e fecal. No ano de 2014, submetida a tratamento de indução com pulsos mensais de ciclofosfamida até dezembro/2014. Recebeu quimioterapia mensal com última dose em 28/08/2014. Apresentou mialgia, náuseas e vômitos associada a paraparesia, incontinência fecal e urinaria decorrente de mielite transversa longitudinalmente extensa. Apresentou como complicação neutropenia por uso de azatioprina, levando a suspensão da medicação, seguida de novos sintomas de mielite torácica com disestesia em faixa abdominal e paraparesia crural com urge-incontinência desde janeiro/2015. Recebeu novo ciclo de tratamento com corticosteroides endovenoso e encontra-se dependente para atividades da vida diária, como toilet, banho, higiene, com necessidade de ajuda para deambular e vestuário.

Desde 2015 até o presente momento 06/2020 evoluiu apenas com melhora parcial, mas permanece com déficit motor incapacitante em MMII com paraparesia e síndrome de cauda equina (incontinência fecal e urinária), ainda em uso de corticosteroides e azatioprina. Paciente persiste com quadro de paraparesia espástica que demonstra com bexiga neurogênica e incontinência fecal. Repetindo exame de imagem de ressonância magnética de coluna cervical que demonstra ainda lesão cervical a torácica extensa com hipersinal intramedular longitudinal, com acometimento posterior e mediano de C3 a D2 e acometimento bilateral de D3 a D7, sem realce póstero-mediano na medula espinhal cervical.

Nos últimos seis meses apresenta nova piora da marcha associada a atividade da retrocolite ulcerativa com dor abdominal em cólica, incontinência fecal e episódios de piodermite de repetição. Desde então mantem dificuldade a marcha com quedas frequentes e incapacidade motora, decorrente de tetraparesia de predomínio em membros inferiores, anestesia e hipoestesia /disestesia térmico-dolosa com nível sensitivo T12, além de incontinência urinária e fecal, caracterizando uma pontuação de 5,0 em escala de incapacidade funcional de Kurtzke (onde 0 significa ausência de déficits e 10, morte pela doença desmielinizante). Na última ressonância de 1-2020 ainda mantendo extensa lesão intramedular segmentar com comprometimento longitudinal de predomínio posterior C3-D2 e predomínio anterior na porção D3-D7, com ingurgimento importante. Apresenta ainda novas áreas de focos na substancia branca encefálica frontal, também sugestivo de doença desmielinizante. **Do ponto de vista neurológico, encontra-se incapacitada para realizar atividades laborativas (devido déficit motor e incontinência fecal e urinaria) com prazo indeterminado.**

CID G35.0/ G37.0
Atenciosamente,
Dra Samira Apóstolos.
São Paulo, 15 de junho de 2020

Dra Samira Apóstolos Pereira - CRM 105734 – samira.consultorio@gmail.com	
São Paulo, 15/06/2020	
R Adma Jafet,91 - 4º. Andar, bloco E -Núcleo de Medicina Avançada - Hospital Sírio Libanês- Bela Vista - SP	R Cristiano Viana, 401, 3º andar, conjunto 307 – Consultório Médico Atrium Pinheiros – SP

Esta obra foi composta em Minion Pro 11 pt e impressa em
papel Offset 90 g/m² pela gráfica Meta.